Homöopathie für die junge Familie

In drei Schritten zum richtigen Mittel

Apothekerin Brigitte M. Gensthaler

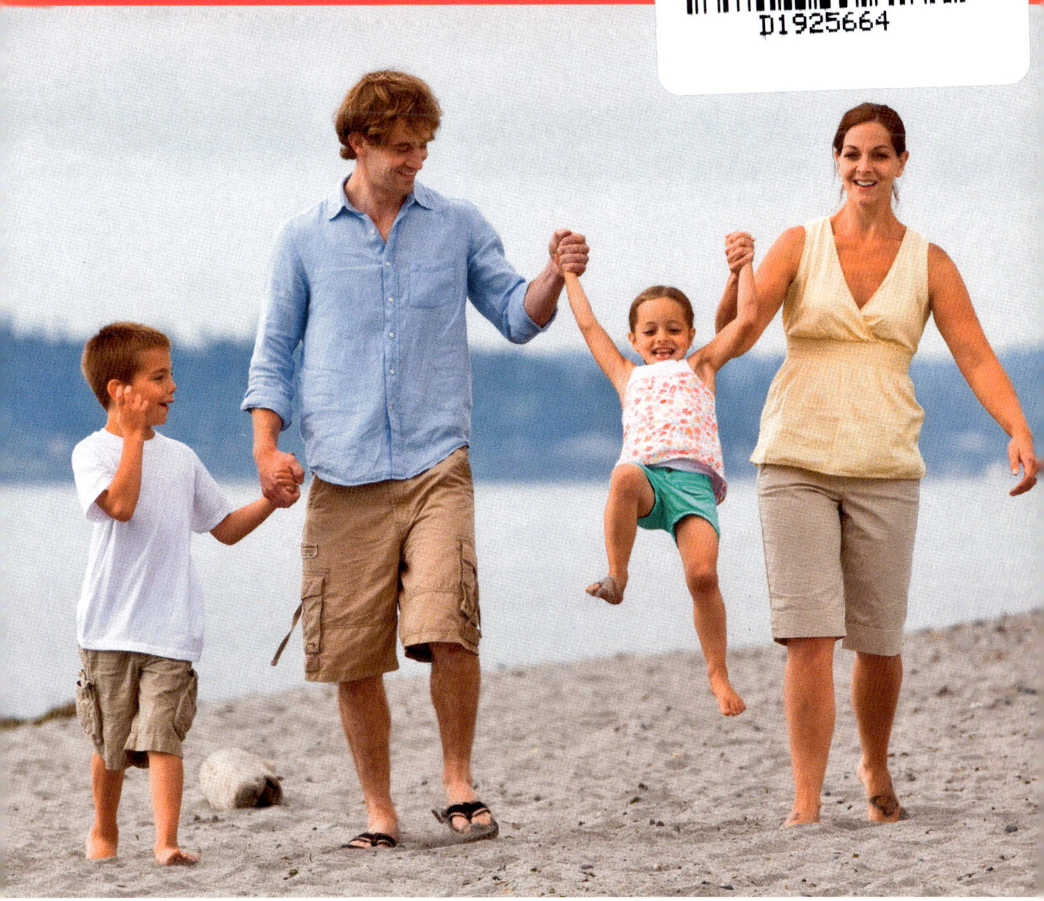

Inhalt

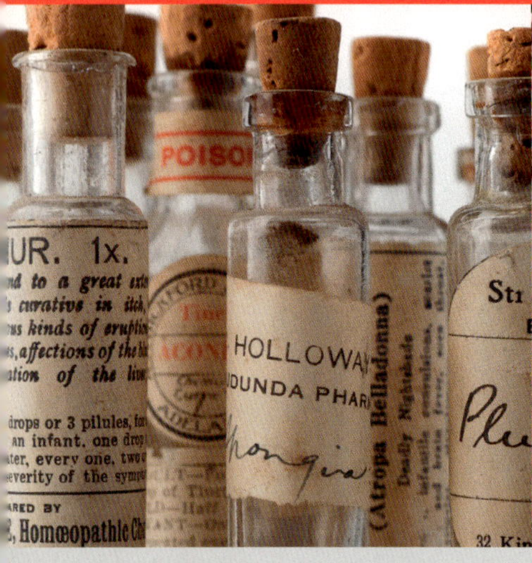

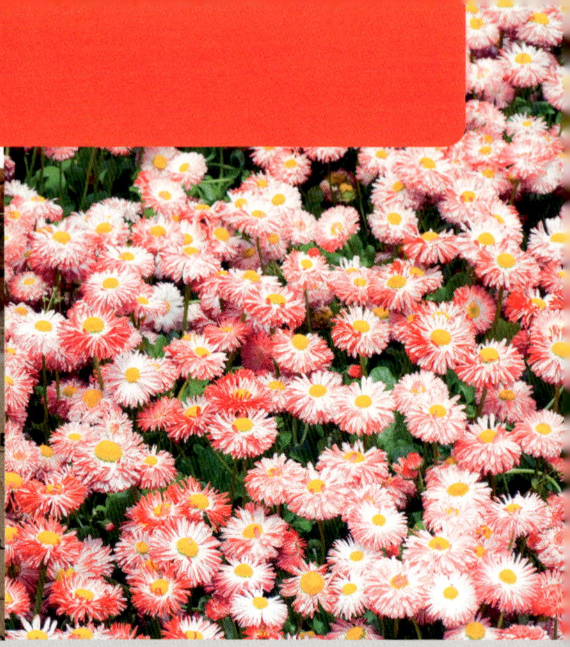

Zu diesem Buch

Wer die Homöopathie anwenden möchte, braucht kein medizinisches Spezialwissen, aber er muss aufmerksam auf sich oder den Kranken achten. Dann ist die Wahl des passenden Mittels nicht allzu schwer. Dieser Ratgeber erklärt Ihnen genau, wie Sie in drei Schritten zum richtigen Mittel kommen.

Für den Einstieg eignet sich häufig ein „Starterpaket" mit zwölf Mitteln, die alle in diesem Ratgeberbuch beschrieben sind. Sie werden damit eigene Erfahrungen sammeln, die Sie beim nächsten Kranheitsfall nutzen können. Dieser Schatz an Erfahrung und Wissen kommt der ganzen Familie zugute.

Wichtig ist, die Grenzen der Homöopathie und einige Grundregeln für ihre Anwendung zu kennen und zu beachten. All dies finden Sie im ersten Teil des Buches vor dem „Krankheitsteil". Wann immer Sie Fragen zur Homöopathie haben: Wenden Sie sich an die Fachleute in Ihrer Apotheke. Hier erhalten Sie Rat und manch guten Extratipp für Ihre Gesundheit.

Die Homöopathie kann auf eine lange Erfahrungsgeschichte zurückblicken. Vor rund 200 Jahren entwickelte der Arzt und Apotheker Dr. Samuel Hahnemann die neue Heilkunde. Er richtete dabei den Blick auf den ganzen Menschen, nicht nur auf einzelne körperliche Beschwerden. Die homöopathische Therapie soll die Eigenregulation des Körpers und die Selbstheilungskräfte des Menschen anregen. Daher wird Homöopathie auch als ganzheitliche und sanfte Heilkunde bezeichnet.

Hahnemanns Lehre ist bis heute topaktuell geblieben. Viele Ärzte, Apotheker und Patienten vertrauen auf die Homöopathie. Gerade für junge Familien ist sie ein idealer Begleiter, denn die ganzheitliche, individuell ausgerichtete Therapie hilft Eltern und Kindern bei leichteren Gesundheitsproblemen. Wichtig ist, dass Homöopathie und Schulmedizin sich nicht ausschließen, sondern gut ergänzen können.

Werden und bleiben Sie gesund!

München, im Mai 2012
Apothekerin Brigitte M. Gensthaler

Die Autorin

Brigitte M. Gensthaler ist Apothekerin. Nach dem Pharmaziestudium in München arbeitete sie mehrere Jahre in öffentlichen Apotheken. Als Redakteurin der „Pharmazeutischen Zeitung", einer Fachzeitschrift für Apotheker, betreut sie die wissenschaftlichen Titelbeiträge und verfasst selbst medizinische und pharmazeutische Fachartikel. Sie ist als Korrespondentin des Govi-Verlags in München tätig. Außerdem schreibt sie regelmäßig für die Apothekenkundenzeitschrift „Neue Apotheken Illustrierte/ Gesundheit". Frau Gensthaler hat sich weitergebildet in den Bereichen „Prävention und Gesundheitsförderung" und „Geriatrische Pharmazie". Seit Jahren befasst sie sich mit Geschichte, Theorie und Anwendung der Homöopathie.

Warum Homöopathie für die junge Familie?

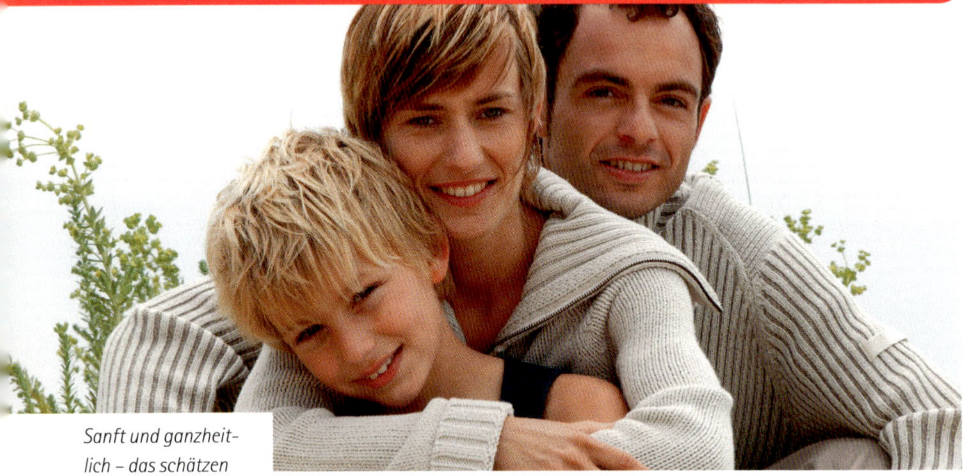

Sanft und ganzheitlich – das schätzen junge Familien an der Homöopathie.

Die Homöopathie ist heute zum Wegbegleiter für viele Menschen geworden. Sie schätzen die tiefe Kraft dieser Heilkunde, die auf gründlicher Beobachtung beruht. Homöopathie ist eine individuelle Heilmethode, die keine „Null-Acht-Fünfzehn-Rezepte" parat hält, sondern eine genaue Beobachtung des Kranken verlangt. Das fördert die Gesundheit: Wer im Krankheitsfall genau auf sich und seine Kinder achtet, tut dies auch in gesunden Tagen.

Homöopathie im Alltag

Homöopathie kennt keine Alters- und Geschlechtsgrenze. Sie eignet sich ebenso für Babys wie für alte Menschen, für Männer ebenso wie für Frauen. Gerade junge Familien sind oft dankbar für die homöopathischen Helfer, wenn ihr Baby und Kleinkind von Krankheiten oder Gesundheitsstörungen geplagt wird, die zwar nicht bedrohlich, aber belastend sind: Schmerzen und Durchfall beim Zahnen, Dreimonatskoliken, Schnupfen oder fiebrige Erkältung. Wenn die Eltern das passende Mittel zur Hand haben, werden die Beschwerden rasch gemildert. Das Kleinkind fühlt sich bald wieder wohl – und mit ihm auch die Eltern. Ältere Kinder bringen aus der Schule ebenfalls häufig Infekte mit, die homöopathisch gut behandelbar sind. Aber auch Schmerzen und Blutergüsse nach kleinen Sportunfällen, Wundschmerz bei einem aufgeschlagenen Knie oder Bauchweh nach der Kinderparty mit Eisbuffet lassen sich lindern.

Viele junge Frauen schätzen Homöopathie für sich selbst: Kopfschmerzen und Migräne, Probleme „rund um die Tage", Schlafstörungen durch Stress, Kreislaufprobleme bei niedrigem Blutdruck sind Beispiele für Gesundheitsstörungen, die gut auf homöopathische Mittel ansprechen. Ebenso Sodbrennen in der Schwangerschaft oder Erschöpfung und Wundschmerzen nach der Entbindung: Auch in diesen besonderen Lebensphasen können Frauen mit gutem Gewissen zu homöopathischen Mitteln greifen.

Andere Gesundheitsprobleme betreffen Männer und Frauen gleichermaßen. Studenten vor Prüfungen, Berufstätige unter ständigem Leistungsdruck oder gestresste Manager, die ihre nervliche Anspannung mit Kaffee und Zigaretten beruhigen wollen, können ebenfalls homöopathische Hilfe erfahren. Gleiches gilt für Fußballspieler und Sportfans, die mit einem verstauchten Knöchel nach Hause kommen.

Junge Familien, die gerne Ausflüge machen oder in die Ferne reisen, sollten die homöopathischen Mittel nicht vergessen. Wer von Flugangst geplagt wird oder unter Übelkeit beim Autofahren leidet, schätzt diese ebenso wie der Fernreisende, der sich im tropischen Land den Magen verdorben oder einen Sonnenbrand geholt hat.

Homöopathie ist ein guter verlässlicher Begleiter – gerade für junge Familien.

Wie jede Heilmethode kann auch die Homöopathie keine Wunder wirken, aber in vielen Lebenslagen helfen. Wie sie wirkt und wie Sie in drei Schritten das richtige Mittel finden, erfahren Sie auf den folgenden Seiten.

Die Selbstheilungskräfte anregen

In diesem Ratgeber geht es um die „organotrope" oder „funktionotrope" Therapie, die auf einzelne Organe und ihre Funktionen oder bestimmte Beschwerden abzielt. Denken Sie an Kopfschmerzen, verstopfte Nase oder Bauchgrimmen mit Durchfall.

Homöopathie wird häufig als „sanfte Medizin" beschrieben. Das stimmt, wenn man damit ausdrücken möchte, dass bei richtiger Anwendung keine Nebenwirkungen drohen. Das bedeutet aber nicht, dass Homöopathie oberflächlich oder nur bei banalen Störungen wirksam ist. Vielmehr können homöopathische Mittel tief in die Persönlichkeit eingreifen. Die sogenannte „personotrope", also auf die Persönlichkeit gerichtete Behandlung ist allerdings erfahrenen Ärzten und Homöopathen vorbehalten.

Die homöopathische Arznei unterdrückt keine Beschwerden, sondern setzt einen Reiz im Körper, der die Selbstheilungskräfte des Menschen aktiviert. Der Körper reagiert auf diesen Reiz und „reguliert" die Störung. Daher spricht man auch von einer Reiz-Regulationstherapie. Ein homöopathisches Mittel unterdrückt keine Symptome und arbeitet nie gegen den Organismus des Menschen, sondern mit ihm. Dies hat der Begründer der Homöopathie, der Arzt Dr. Samuel Hahnemann, schon vor mehr als 200 Jahren so beschrieben.

Ein altes Heilverfahren

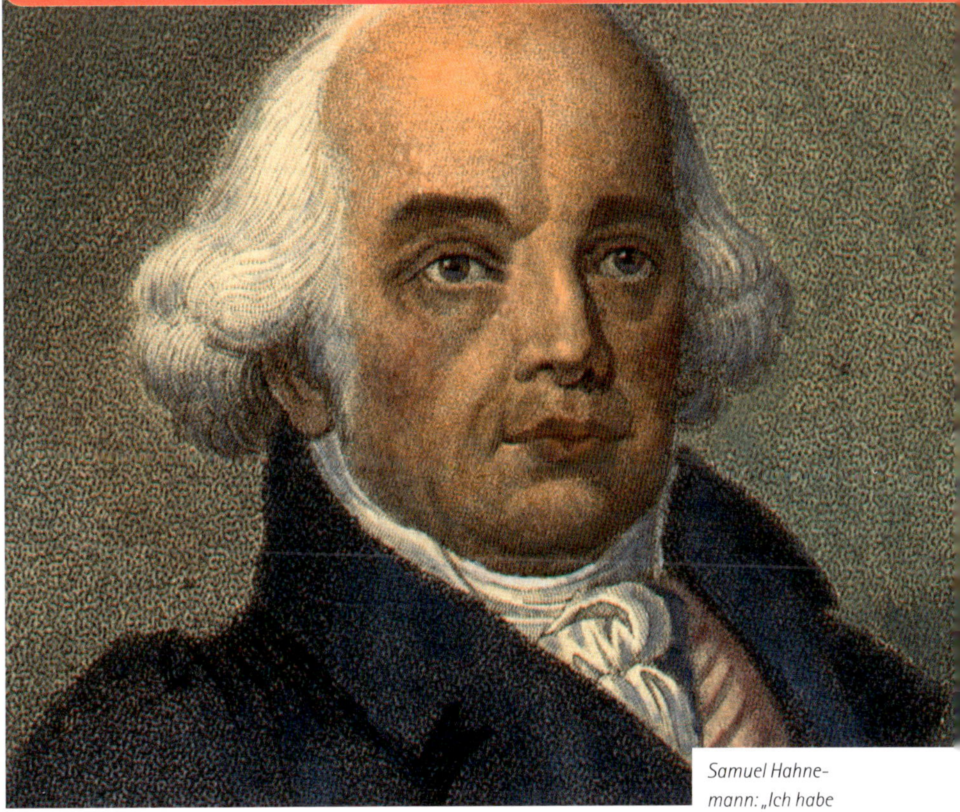

Samuel Hahnemann: „Ich habe nicht umsonst gelebt."

Die Lehre der Homöopathie ist mehr als 200 Jahre alt. Begründet hat sie der Arzt, Apotheker und Chemiker Dr. Christian Friedrich Samuel Hahnemann. Anfang des 19. Jahrhunderts entwickelte er eine neue Arzneimitteltherapie, die er selbst Homöopathie nannte.

Am 10. April 1755 wird Samuel Hahnemann in Meißen als Sohn eines Porzellanmalers geboren. Nach der Schule studierte er Medizin in Leipzig und ging dann nach Wien, wo er beim Leibarzt der Kaiserin Maria Theresia, Joseph von Quarin, lernte. 1779 legte er in Erlangen sein Doktorexamen ab und ließ sich ein Jahr später als praktischer Arzt nieder. Der Mann war gebildet und klug: Er beherrschte mehrere Sprachen fließend, übersetzte wissenschaftliche Texte und beschäftigte sich eingehend mit der Gerichtsmedizin, der Behandlung von Geisteskranken, mit Hygiene, Chemie und Pharmazie. In einem vierbändigen „Apothekerlexikon" fasste er das pharmazeutische Wissen seiner Zeit zusammen.

Hahnemanns Therapieansätze

Hahnemann war ein energischer Kritiker der Medizin seiner Zeit. Aderlass, Schwitz- und Schmierkuren, Brech- und Abführmittel schadeten den Patienten oft mehr als sie nützten. Dagegen wollte der junge Arzt eine sauber erforschte, wissenschaftlich begründete Medizin setzen. Er erforschte die Wirkung der Arzneien und schreckte vor Selbstversuchen, auch mit hochgiftigen Substanzen nicht zurück. Berühmt geworden ist sein Versuch mit Chinarinde (1790), damals ein gängiges Mittel gegen Wechselfieber (Malaria). Als Gesunder nahm er größere Mengen Chinarinde ein und stellte fest, dass die Einnahme bei ihm genau die Beschwerden auslöste, die er bereits von einer früheren Malaria-Erkrankung her kannte. Hahnemann notierte dazu: „Substanzen, welche eine Art von Fieber erregen, löschen die Typen des Wechselfiebers aus."

In den folgenden Jahren probierte er verschiedene Arzneien aus. Immer wieder bestätigte sich: Die Substanzen, die einen gesunden Menschen in bestimmter Weise krank machen, können einen Kranken, der genau diese Beschwerden hat, heilen. Darauf weist auch der Begriff Homöopathie hin, der sich aus den griechischen Worten „homoios" und „pathos" für „ähnlich leiden" ableitet.

1796 veröffentlichte Hahnemann sein erstes Grundlagenwerk mit dem Titel „Versuch über ein neues Prinzip zur Auffindung der Heilkräfte der Arzneisubstanzen". Dies gilt als Geburtsstunde der Homöopathie. Nach vielen weiteren Forschungen gab Hahnemann 1810 das „Organon der rationellen Heilkunde" heraus, in dem er die Grundsätze und präzise Anweisungen für sein neues medizinisches System niederschrieb.

Hahnemann lehrte als Professor viele Semester lang an der Universität Leipzig, führte viele Arzneimittelprüfungen aus und veröffentlichte diese. Nach Streitigkeiten mit Leipziger Ärzten und Apothekern siedelte er um nach Köthen und hatte dort bald eine gut gehende Praxis. Sein Grundlagenwerk, das er später „Organon der Heilkunst" nannte, ergänzte er in mehreren Auflagen. Die letzte und sechste Ausgabe veröffentlichte ein Schüler, Arthur Lutze, 1865, also 22 Jahre nach Hahnemanns Tod.

Auch privat hatte der Arzt ein erfülltes Leben. 47 Jahre lang war er mit seiner ersten Frau verheiratet, die ihm elf Kinder gebar. Nach ihrem Tod heiratete der erfolgreiche Mann – als 80-Jähriger – zum zweiten Mal. Seine große Liebe Melanie war 45 Jahre jünger als er. In Paris führten die beiden bis zu Hahnemanns Tod am 2. Juli 1843 eine ausgedehnte Praxis. Auf seinem Grabstein auf dem Pariser Friedhof Montmartre steht: „Ich habe nicht umsonst gelebt."

Dr. Hahnemann schuf vor mehr als 200 Jahren ein neues Heilsystem, das sich heute – trotz mancher Anfeindungen – großer Beliebtheit erfreut. Sein Lebensziel war eine rationale Heilkunde ohne Spekulation und Geheimnistuerei. Grundlagen seines Systems sind die Ähnlichkeitsregel, die Arzneimittelprüfung am Gesunden und die Potenzierung. Was hat es damit auf sich?

Die drei Eckpfeiler der Homöopathie

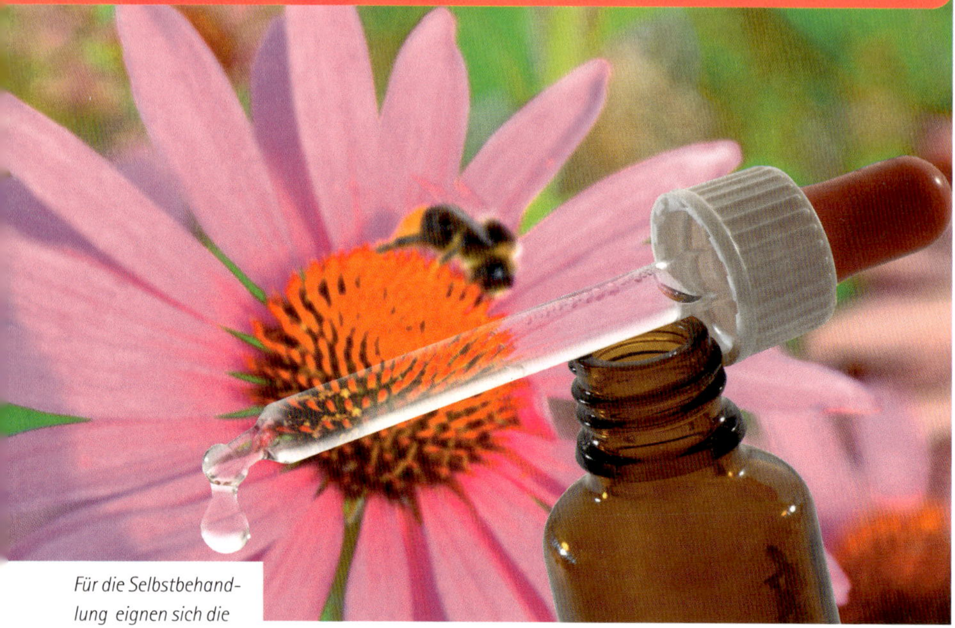

Für die Selbstbehandlung eignen sich die Potenzen D3, D6 und D12 am besten.

Nach seinen Beobachtungen mit verschiedenen Arzneien formulierte Hahnemann eine erste wichtige Grundregel: „Similia similibus curentur" – Ähnliches werde durch Ähnliches geheilt. Die Symptome, die ein Mittel bei einem Gesunden auslösen kann, sollten denen des Kranken möglichst ähnlich sein. Dann könne das Mittel als homöopathisch zubereitete Arznei genau diese Beschwerden lindern und heilen.

Ähnliches werde durch Ähnliches geheilt.

Als Paradebeispiel für diesen Grundsatz dient die Küchenzwiebel: Beim Zwiebelschneiden beginnen bei nahezu allen Menschen die Nase zu laufen und die Augen zu tränen. Als homöopathisches Mittel „Allium cepa" kann sie genau diese Beschwerden bei einem Erkältungspatienten lindern. Oder Apis, die Honigbiene: Ihr Stich verursacht stechende Schmerzen und die Haut schwillt dick blassrot an – bei Verbrennungen mit genau solchem Bild wird Apis eingesetzt.

Ein zweites Kennzeichen der Homöopathie ist die Arzneimittelprüfung am Gesunden. Nicht im Labor, an Zellkulturen oder an Tieren wird geprüft, sondern nur an gesunden Menschen. Man notiert genau, welche Symptome und Veränderungen an Körper, Geist und Psyche nach Einnahme eines Mittels auftreten. Alles wird dokumentiert und nach einem bestimmten Schema geordnet. Daraus entsteht das „Arzneimittelbild". Es beschreibt umfassend die Wirkung einer Arznei. Je mehr dieses den Beschwerden des Patienten ähnelt, umso besser wirkt die Arznei.

Alle homöopathischen Arzneien werden an gesunden Menschen geprüft.

Drittes Merkmal ist die Potenzierung, die man nicht mit einer reinen Verdünnung verwechseln darf. Hahnemann beobachtete, dass Arzneien in kleinsten Mengen gegeben besser wirken als die Ausgangsstoffe. Bei der Herstellung homöopathischer Arzneien wird der Ausgangsstoff daher schrittweise verdünnt, verschüttelt und verrieben. Eine Potenzierungsstufe besteht bei flüssigen „D-Potenzen" aus der Verdünnung eines Wirkstoffs mit Alkohol im Verhältnis 1 : 10, die anschließend zehn Mal geschüttelt wird. Bei C-Potenzen wird 1 : 100 verdünnt und dann verschüttelt. Gemäß der homöopathischen Lehre wird bei jedem Verarbeitungsschritt Heilkraft aus dem Grundstoff freigesetzt. Daher kommt der Name „Potenz" vom lateinischen Wort „potentia" für Kraft oder Stärke. Die Arznei greift umso tiefer in den Organismus ein, je häufiger sie potenziert wird.

Die Potenzierung soll die Heilkraft der Arznei freisetzen und starken.

Für die Selbstbehandlung eignen sich Tiefpotenzen am besten. Meist verwendet man D3, D6 und D12. Diese wirken eher kurz, daher wird die Gabe häufiger wiederholt. Hochpotenzen, zum Beispiel C200 oder C1000, nimmt der Patient – immer nur unter Anleitung eines erfahrenen Arztes oder Homöopathen – mitunter nur ein einziges Mal ein.

Arzneiformen und Ausgangsstoffe

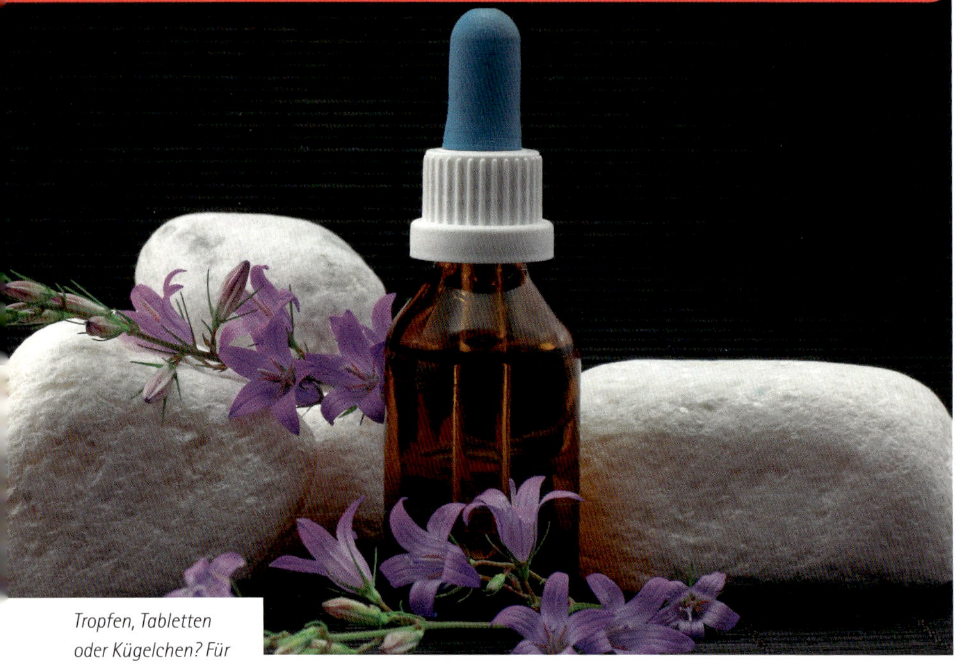

Tropfen, Tabletten oder Kügelchen? Für die Wirksamkeit spielt das keine Rolle.

Alle homöopathischen Mittel sind Arzneimittel, die es nur in der Apotheke gibt. Das Apothekenteam hilft gerne bei der Wahl der passenden Arznei.

Homöopathische Mittel gibt es als Globuli, Dilutionen und Tabletten, die gleichermaßen wirken.

Homöopathische Mittel gibt es als Kügelchen (Globuli), Tropfen (Dilutionen) und Tabletten. Tropfen enthalten Alkohol, Tabletten Milchzucker. Globuli bestehen aus Rohrzucker (Saccharose), auf die die Arzneilösung aufgebracht ist. Alle drei Arzneiformen wirken gleichermaßen. Einige homöopathische Mittel sind auch als Salbe (Beispiel Arnica oder Calendula) oder Augentropfen (Beispiel Euphrasia) erhältlich.

Globuli sind leicht zu dosieren und für Babys und Kinder sowie schwangere Frauen besonders geeignet, weil sie keinen Alkohol enthalten. Man kann diese auch in einem Glas Wasser auflösen und schluckweise davon trinken. Die Mutter kann die Kügelchen auch dem Kind geben, wenn sie die kleine Unterlippe ein wenig vorzieht und ein bis drei Globuli vorsichtig hineinlegt. Dort lösen sich die Kügelchen rasch auf.

Homöopathie ist keine Pflanzenheilkunde/Phytotherapie, und ein homöopathisches Mittel ist nicht immer pflanzlich. Denn neben Pflanzen werden auch Mineralien, Tiere und ihre Sekrete, Gifte und sogar Krankheitsausscheidungen verarbeitet. Bekannte Pflanzen in der Homöopathie sind zum Beispiel Ringelblume (Calendula), Gelber Jasmin (Gelsemium), Wiesenküchenschelle (Pulsatilla) und Bergwohlverleih (Arnica). Giftpflanzen wie Tollkirsche (Belladonna), Giftsumach (Rhus toxicodendron) und Blauer Eisenhut (Aconitum) liefern wertvolle Arzneien. Auch Ausscheidungen von Pflanzen wie Baumharze werden verarbeitet. Zu den tierischen Ausgangsstoffen gehören die Honigbiene (Apis), Waldameise (Formica) oder Cantharis, die Spanische Fliege. Bedeutende Mineralien als Ausgangsstoffe sind Kochsalz (Natrium chloratum), Eisenphosphat (Ferrum phosphoricum) oder Silbernitrat (Argentum nitricum). Übrigens werden homöopathische Mittel immer mit ihrem lateinischen Namen bezeichnet.

Ausgangsstoffe für homöopathische Arzneien sind häufig Pflanzen, Tiere und Mineralien.

Alle homöopathischen Arzneimittel werden nach den strengen Qualitätsregeln des Homöopathischen Arzneibuchs hergestellt und auf ihre pharmazeutische Qualität geprüft.

Wann ist Selbstbehandlung möglich?

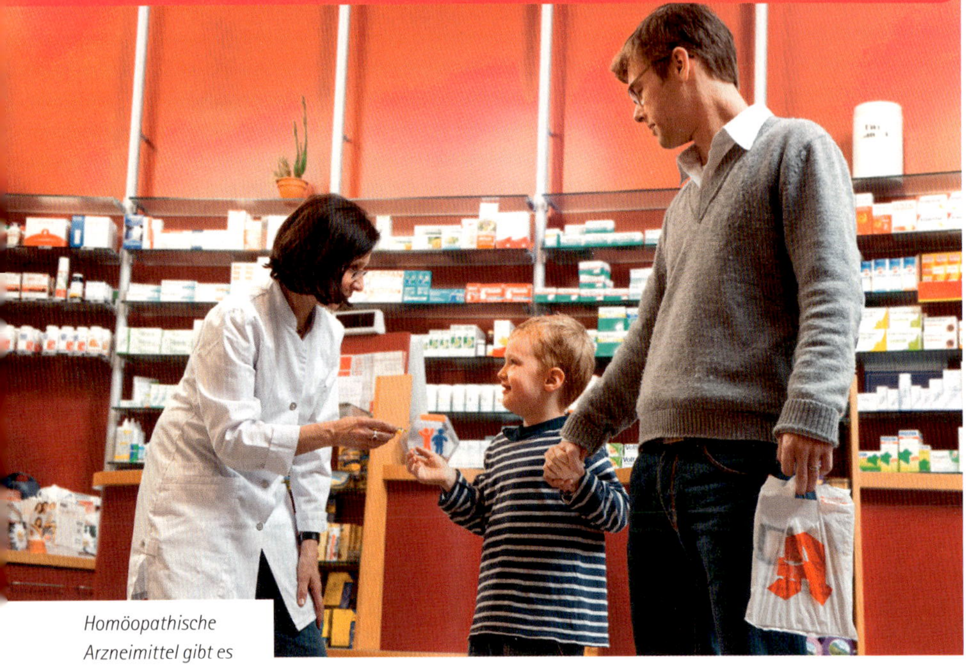

Homöopathische Arzneimittel gibt es nur in der Apotheke. Beratung ist dort inklusive.

Viele leichtere, aber gleichwohl belastende Gesundheitsstörungen wie Erkältungen, Heiserkeit, Kopfschmerzen, Beschwerden bei der Regelblutung oder leichtere Verletzungen lassen sich gut in Eigenregie behandeln. Oft ist der Auslöser ganz offensichtlich, zum Beispiel Bauch- und Kopfschmerzen nach einer feuchtfröhlichen Party, Zahnungsdurchfall beim Kind oder Hautjucken nach Mückenstichen. Auch als Soforthilfe, zum Beispiel bei Reiseübelkeit, Sonnenbrand oder Schwindel in der Sommerhitze, eignet sich die Homöopathie.

In diesem Ratgeber werden viele Mittel der bewährten Indikationen besprochen.

In der Selbstbehandlung werden die Mittel oft nach den „bewährten Indikationen" eingesetzt. Diese haben sich aus der Erfahrung heraus entwickelt, dass bestimmte Beschwerden auf bestimmte Mittel meist gut ansprechen. Viele Empfehlungen in diesem Ratgeber gehen auf bewährte Indikationen zurück.

Wichtig ist immer, die Grenzen der Selbstbehandlung zu erkennen und zu respektieren. Dazu einige Beispiele.

Erkennen und respektieren Sie die Grenzen der Selbstbehandlung. Wenn Sie sich nicht sicher sind, suchen Sie bitte einen Arzt oder einen Apotheker auf.

Bei plötzlichen heftigen Beschwerden, die Sie oder Ihr Kind noch nie hatten oder die Ihnen bedrohlich erscheinen, müssen Sie zum Arzt gehen. Besonders vorsichtig sollten Sie bei Säuglingen und Kleinkindern sein, die plötzlich hohes Fieber, heftige Schmerzen, Durchfall oder Erbrechen bekommen. Das kann lebensbedrohend sein! Das gilt ebenso für plötzliche Seh- und Sprechstörungen, Herzattacken, Ohnmacht und Atemnot. Tierbisse, tiefe oder verschmutzte Verletzungen, Insektenstiche ins Gesicht oder den Hals muss immer ein Arzt versorgen. Rufen Sie im Notfall den Notarzt!

Bei schweren Infektionen, zum Beispiel bei hohem Fieber, heftigen Schmerzen, Hautausschlag oder deutlicher Schwächung des Allgemeinbefindens, muss ein Arzt entscheiden, ob Antibiotika oder Mittel gegen Viren nötig sind. Ein Homöopathikum kann diese Medikamente nicht ersetzen. Sprechen Sie mit Ihrem Arzt, wenn Sie ergänzend ein Mittel einnehmen wollen, beispielsweise um das Immunsystem zu stärken.

Vom Arzt verordnete Arzneimittel darf man niemals eigenmächtig absetzen. Sprechen Sie mit Ihrem Arzt oder Apotheker, wenn Sie sich oder Ihr Kind zusätzlich homöopathisch behandeln wollen.

Menschen mit chronischen Erkrankungen wie Diabetes, Bluthochdruck oder Asthma gehören in ärztliche Behandlung. Selbstverständlich auch bei größeren Verletzungen, Knochenbrüchen oder Kreislaufzusammenbruch.

Ebenfalls ein „No go": vom Arzt verordnete Medikamente eigenmächtig absetzen und auf Homöopathika „switchen". Oder auf die empfohlenen Schutzimpfungen verzichten, weil man Infektionskrankheiten homöopathisch behandeln möchte.

Mit drei Fragen zum passenden Mittel

Homöopathische Mittel werden immer individuell für einen Patienten und seine Beschwerden ausgewählt. Je sorgfältiger Sie sich selbst oder Ihr Kind beobachten, umso genauer können Sie das passende Mittel bestimmen. Oft fallen Ihnen dabei auch ungewöhnliche Merkmale auf; diese sind besonders wichtig. Drei Fragen führen Sie zum richtigen Mittel.

1 **Wo haben ich oder mein Kind Beschwerden und wie fühlen sich diese an?** Einige Beispiele: Kopfschmerzen können hämmernd und pochend oder dumpf drückend sein, Schnupfen kann fest sitzen oder wässrig fließen, Menstruationsschmerzen können in den Rücken oder die Beine ausstrahlen, das abgehende Blut kann hell oder dunkel sein.

2 **Was war der Auslöser, die „Causa"?** Zum Beispiel Kopfschmerzen nach zu viel Sonne, Erkältung nach Durchnässung, Durchfall vor lauter Prüfungsangst oder Bluterguss und Schwellungen nach einem Sturz.

3 **Was verbessert oder verschlechtert die Beschwerden?** Solche „Modalitäten" sind zum Beispiel Ruhe oder Bewegung, Kälte und Wärme, Trost und Zuwendung oder Alleinsein.

Mitunter ist es wichtig zu fragen oder zu erfassen, wie sich der Betroffene fühlt oder benimmt, zum Beispiel unruhig und ängstlich oder zornig-wütend. Dies kann helfen, das richtige Mittel zu wählen, wenn zunächst mehrere geeignet erscheinen.

Achten Sie auch auf Besonderheiten, die immer wieder in Zusammenhang mit bestimmten Gesundheitsproblemen stehen, denn sie können auf ein Mittel hinweisen. Einige Beispiele: Die Migräne kündigt sich immer am Wochenende oder vor der Periodenblutung an. Sobald die ersten Gräser blühen, beginnt der Heuschnupfen. Nach jeder Kinderparty mit Eisessen muss das Kind erbrechen. Kopfschmerzen machen den Betroffenen wie gelähmt.

Wie erkenne ich die richtige Mittelauswahl?

Ob das ausgewählte Mittel „passt", erkennen Sie an den Reaktionen. Zuerst bessert sich das allgemeine Befinden des Kranken: er fühlt sich wohler, ausgeglichener, einfach „stärker" und vitaler. Danach bessern sich die körperlichen Beschwerden. Bei hochakuten Beschwerden wie Ohnmachtgefühlen nach zu langem Stehen oder plötzlichem Fieber kann und soll die Wirkung möglichst rasch eintreten. In anderen, weniger akuten Fällen dauert es einige Tage.

Das Mittel wirkt nicht, wenn die Beschwerden unverändert bestehen bleiben oder sich sogar verschlechtern oder wenn der Kranke sich zwar körperlich besser, aber seelisch schlechter fühlt. Achtung: Manchmal können sich die Beschwerden kurzfristig verschlechtern, zum Beispiel läuft die Schnupfennase nun noch stärker. Diese Erstverschlimmerung zeigt an, dass der Körper auf den Reiz reagiert. Man pausiert mit der Einnahme, bis die Erstverschlimmerung zurückgeht – meist nach wenigen Stunden.

Manchmal ändern sich die Beschwerden im Lauf der Erkrankung, sodass ein Mittel zunächst wirkt, dann aber nicht mehr. Dann sollte man noch einmal genau auf die Art der Beschwerden und das Befinden des Kranken achten. Ein Beispiel: Beginnt eine heftige Erkältung plötzlich mit trockenem hohen Fieber, ist Aconitum die richtige Arznei. Später beginnt der Kranke heftig zu schwitzen und der Infekt setzt sich in einem Organ fest: Dann ist Belladonna das Folgemittel.

Richtig dosieren

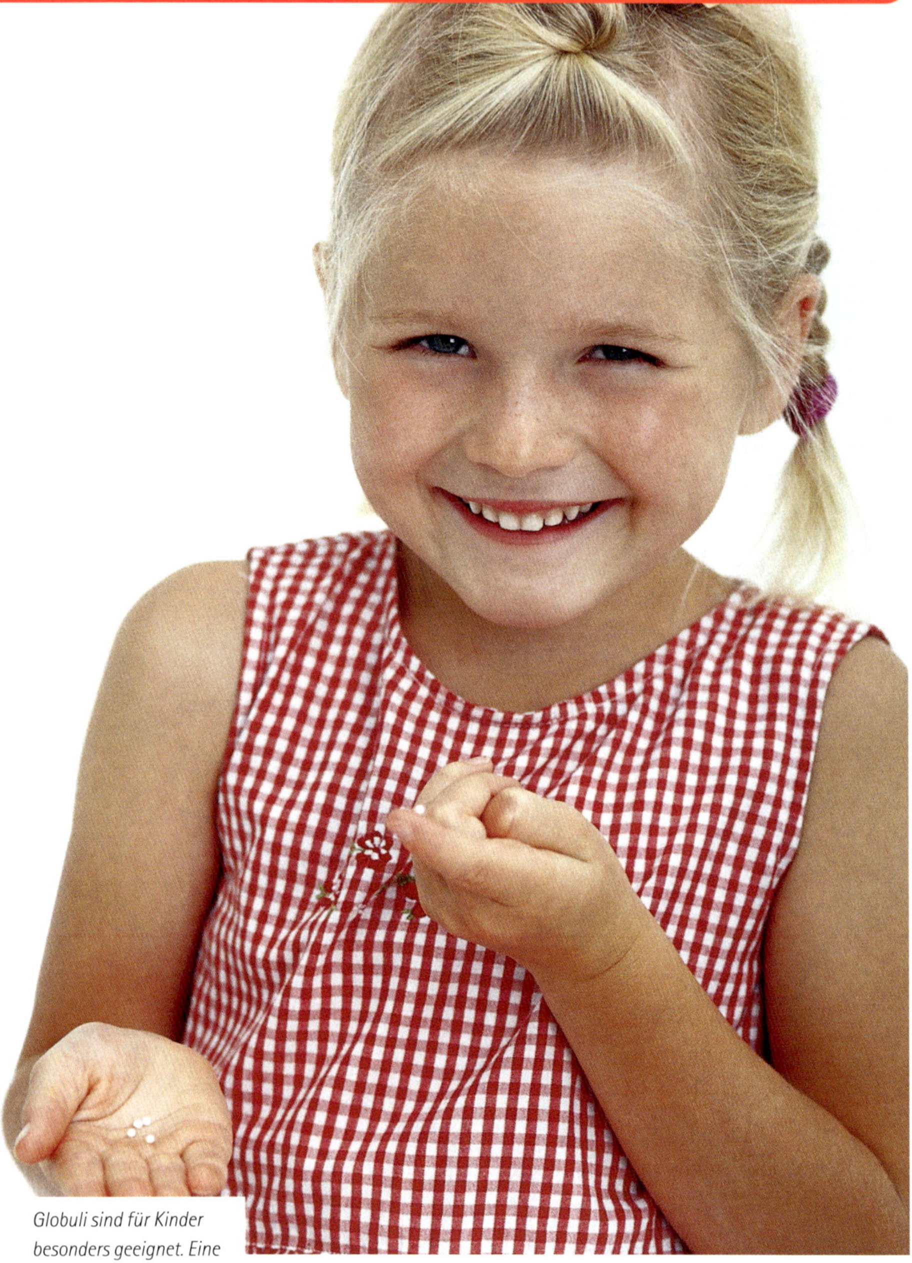

Globuli sind für Kinder besonders geeignet. Eine Dosis besteht in der Regel aus fünf Kügelchen.

Eine homöopathische Gabe besteht aus

- fünf Globuli, die man im Mund zergehen lässt,
- oder fünf Tropfen, die man mit etwas Wasser verdünnen und im Mund bewegen kann,
- oder einer Tablette, die man im Mund zergehen lässt.

Für Babys besteht eine Gabe aus einem Kügelchen (Globulus), Kleinkinder bekommen drei.

Alle drei Arzneiformen wirken gleichermaßen. Weil Globuli sich für alle Menschen eignen und leicht zu dosieren sind, beziehen sich die Dosierungsangaben in diesem Buch bei den einzelnen Mitteln darauf. Wer aber Tabletten oder Tropfen bevorzugt, kann diese ebenso einnehmen wie Globuli. Schwangere und stillende Frauen sollten Globuli oder Tabletten nehmen.

Wie häufig der Kranke das Mittel nimmt, hängt von den Beschwerden ab:

- bei hoch akuten Beschwerden, zum Beispiel einer drohenden Ohnmacht nach zu langem Stehen oder einem Schockerlebnis, alle 5 bis 10 Minuten eine Gabe; die Wirkung sollte sehr schnell eintreten;
- bei akuten Beschwerden, zum Beispiel Fieber oder Kopfschmerzen: stündlich bis zweistündlich eine Gabe;
- im Normalfall oder bei eintretender Besserung: zweimal täglich eine Gabe einer D12 oder dreimal täglich eine Gabe einer D6 oder D3.

Sobald eine Besserung spürbar wird, reduziert man die Häufigkeit der Einnahmen.

In diesem Buch wird häufig die Potenz D6 angegeben, weil sie sich gut für die Selbstbehandlung eignet. Davon sollte man maximal sechs bis sieben Gaben pro Tag einnehmen.

Individuelle Auswahl des Heilmittels

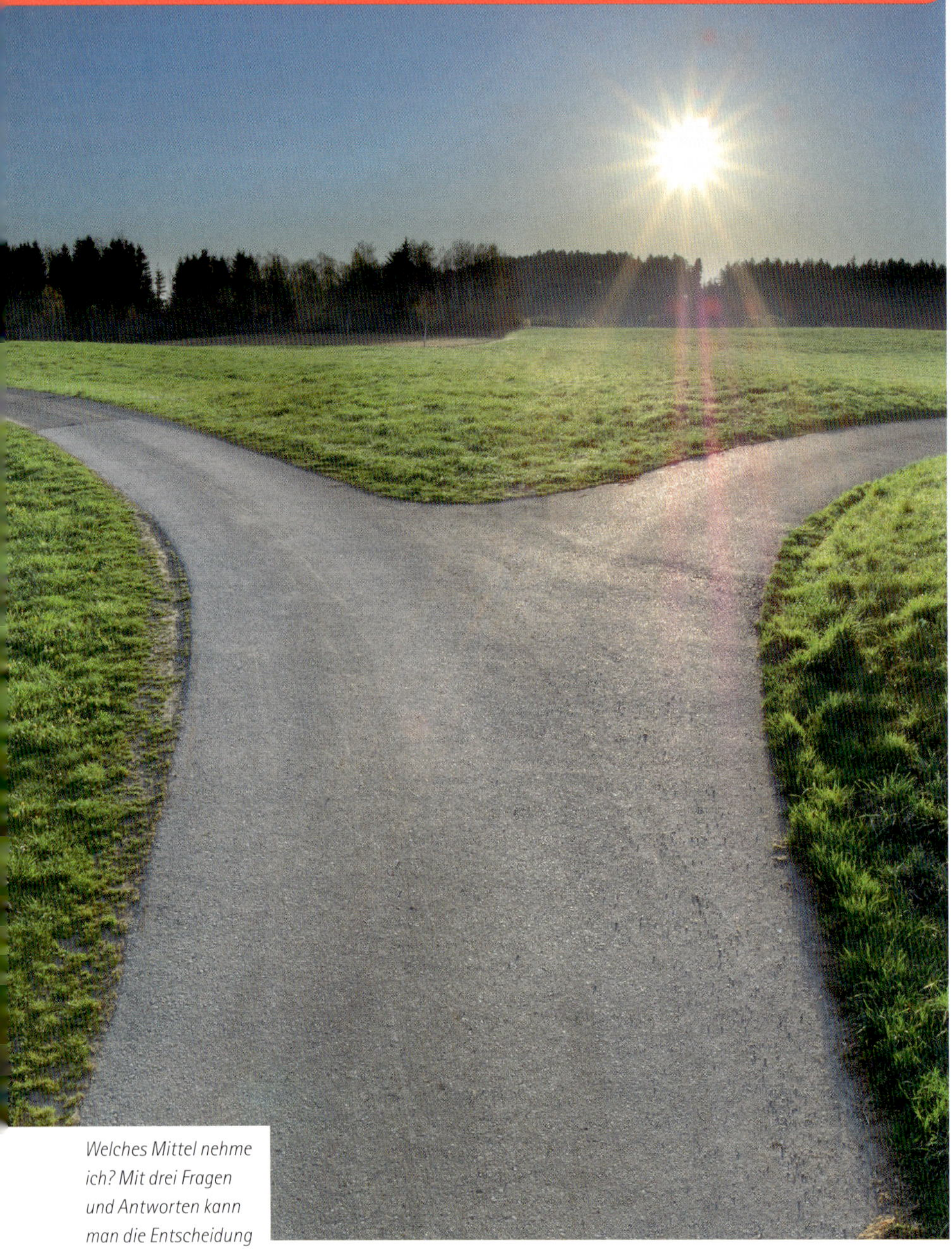

Welches Mittel nehme ich? Mit drei Fragen und Antworten kann man die Entscheidung in der Regel fällen.

Homöopathika werden immer individuell ausgewählt. Dabei muss man kein Fachchinesisch und keine medizinischen Fachbegriffe kennen, sondern Beschwerden und den Menschen beobachten oder nach seinen Empfindungen fragen. Die drei beschriebenen Schritte – Art der Beschwerden, Auslöser und Modalitäten – führen zum richtigen Mittel. In der klassischen Homöopathie werden immer Einzelmittel eingesetzt.

Erstaunlicherweise kann ein und dasselbe Mittel bei verschiedenen Krankheiten helfen, sofern die Beschwerden übereinstimmen. Ein Beispiel ist Belladonna: Es hilft bei plötzlichem heftigen Fieber mit Schweißausbruch, bei pulsierenden Kopf-, Rücken- und Nackenschmerzen, bei schmerzhaft pochender Monatsblutung oder Sonnenbrand mit hochroter Haut.

Manche Mittel *helfen bei vielerlei Krankheiten, wenn die typischen Beschwerden übereinstimmen.*

Die Erfahrung hat gezeigt, dass bestimmte Beschwerden auf bestimmte Mittel sehr gut ansprechen; das sind die „bewährten Indikationen". In sogenannten Komplexmitteln werden mehrere Einzelmittel der gleichen „bewährten Indikationen" kombiniert. Und danach werden die Mittel auch eingesetzt. So gibt es beispielsweise Komplexmittel für fieberhafte Infekte, bei Verstauchungen oder gegen Schlafstörungen. Nach Auslöser und Modalitäten wird nicht gefragt. Das hat Vorteile, wenn der Betroffene die Beschwerden nicht so genau beschreiben kann oder keine Zeit für eine genaue Befragung ist.

In diesem Ratgeber sind nur Einzelmittel beschrieben. Wenn Sie unsicher sind, welches Mittel für Sie oder Ihr Kind passt, fragen Sie in Ihrer Apotheke nach. Das Apothekenteam berät sie gerne.

Bei allen Fragen *zur Homöopathie berät Sie das Apothekenteam gerne.*

Grundregeln für die Anwendung

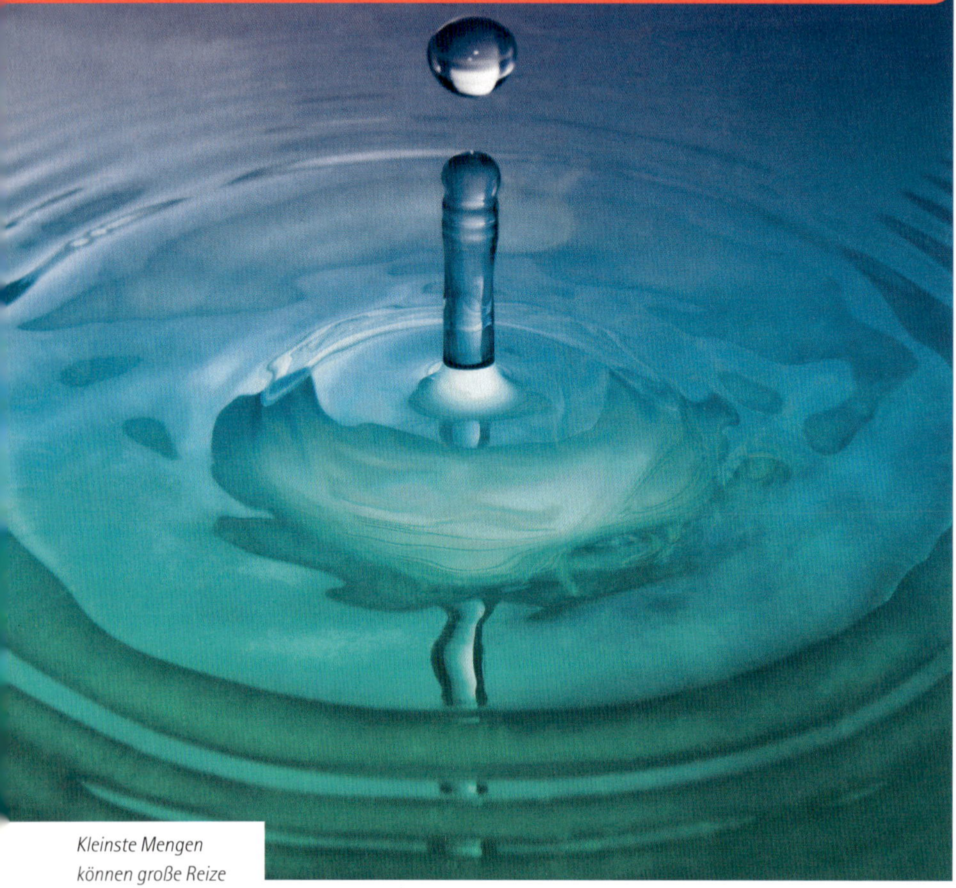

Kleinste Mengen können große Reize setzen.

- Homöopathika wirken in kleinsten Dosen. Hier gilt nicht „viel hilft viel". Schon ein einziges Kügelchen setzt den richtigen Reiz – wenn das gewählte Mittel passt. Halten Sie sich daher an die genannten Dosierungen.

- Homöopathische Mittel am besten eine halbe Stunde vor oder nach dem Essen nehmen. Immer einige Zeit im Mund belassen, bevor man sie schluckt. Anschließend nicht gleich essen, trinken, rauchen oder Zähne putzen.

- Für die Selbstbehandlung sind Tiefpotenzen geeignet, meist D6 oder D12. In einigen Fällen sind in diesem Buch andere Potenzen angegeben, zum Beispiel D3 oder D4. Die Behandlung möglichst frühzeitig beginnen, sobald die ersten Beschwerden auftreten.

- Die homöopathische Therapie ist nie eine Endlostherapie. Ein Mittel längstens drei Wochen nehmen, dann eine Woche pausieren. Diesen Zyklus bei Bedarf wiederholen.

- Meiden Sie Genussmittel wie Kaffee, Tabak, Alkohol und intensive Gewürze während der homöopathischen Behandlung. Ätherische Öle wie Campher oder Pfefferminz können die Wirkung abschwächen.

- Sehr gut können Sie die Homöopathie bei Bedarf kombinieren mit Hausmitteln wie Wadenwickel, Honigmilch oder Wärmflasche. Ebenso können Sie die Mittel kombinieren mit der Schulmedizin, zum Beispiel um Nebenwirkungen von Antibiotika zu mildern.

- Homöopathika sind kein Ersatz für eine vom Arzt verordnete Therapie.

- Bewahren Sie homöopathische Mittel übersichtlich sortiert in einem Arzneimittelschrank auf, zu dem Kinder keinen Zugriff haben. So stehen die Mittel trocken und vor Sonnenlicht geschützt. Nicht im Kühlschrank lagern oder einfrieren.

- Eine Haus- und Reiseapotheke ist praktisch, um bewährte Mittel schnell zur Hand zu haben. Bei Flugreisen kommen alle Arzneimittel ins Handgepäck. Homöopathika möglichst in ein Täschchen packen, das die Strahlung bei der Gepäckkontrolle abfängt.

Erkrankungen von Kopf bis Fuß

Im folgenden Teil dieses Ratgebers werden bewährte Mittel für die Eigentherapie vorgestellt. Zur besseren Übersicht sind die Erkrankungen von Kopf bis Fuß aufgeführt. So können Sie in dem Kapitel über das betroffene Organ nach dem für Sie oder Ihr Kind am besten passenden Mittel suchen. Drei Fragen führen Sie jeweils zum richtigen Mittel.

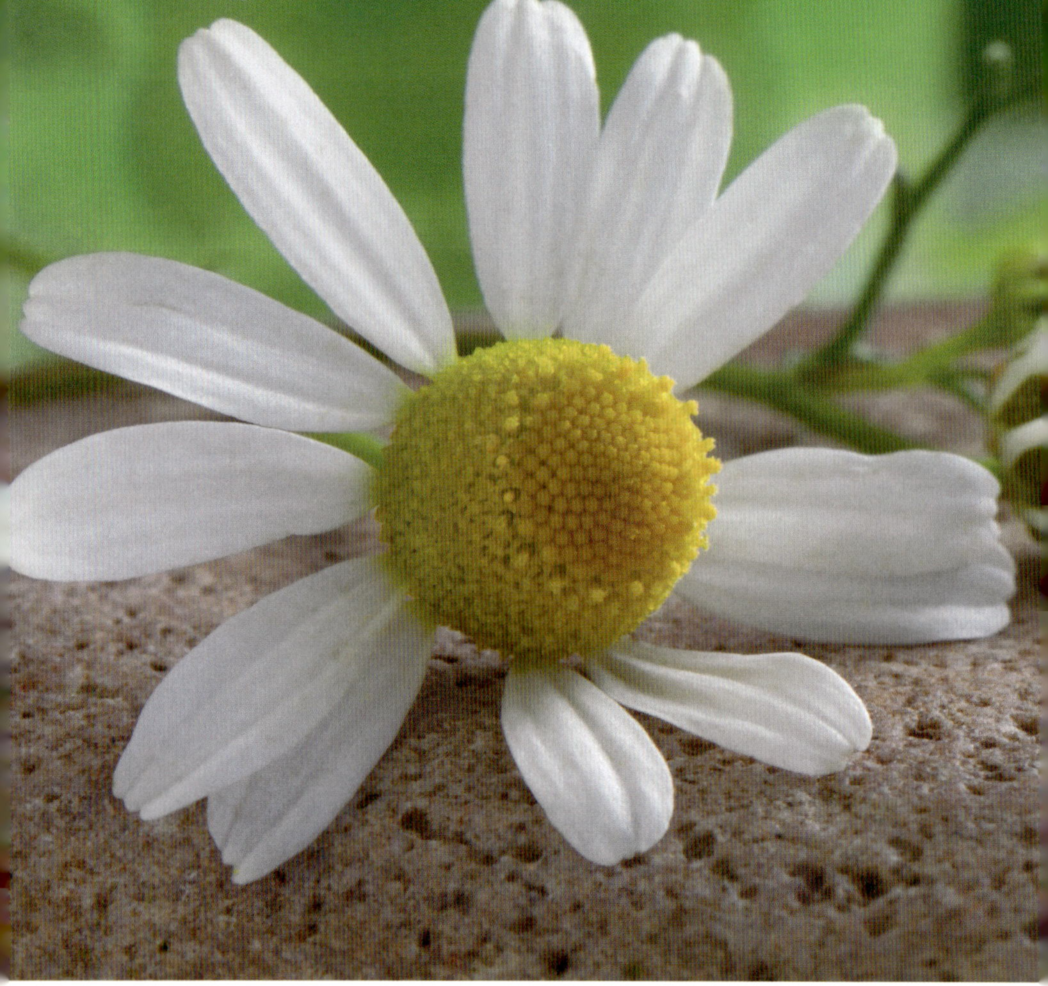

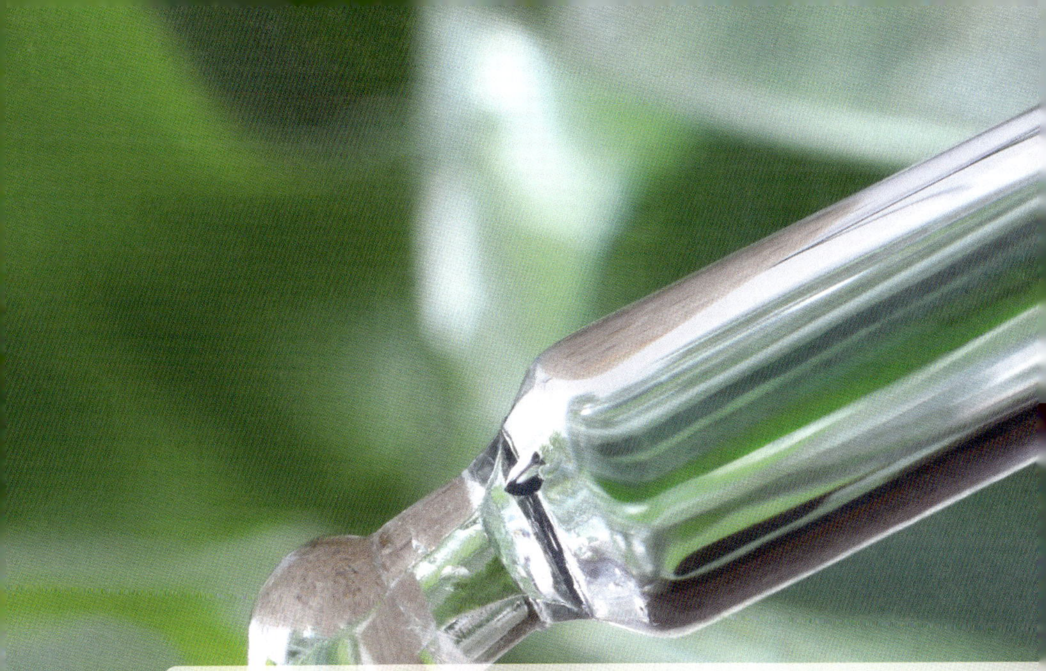

Seelische Probleme: Prüfungsangst, Erschöpfung und Schlaflosigkeit

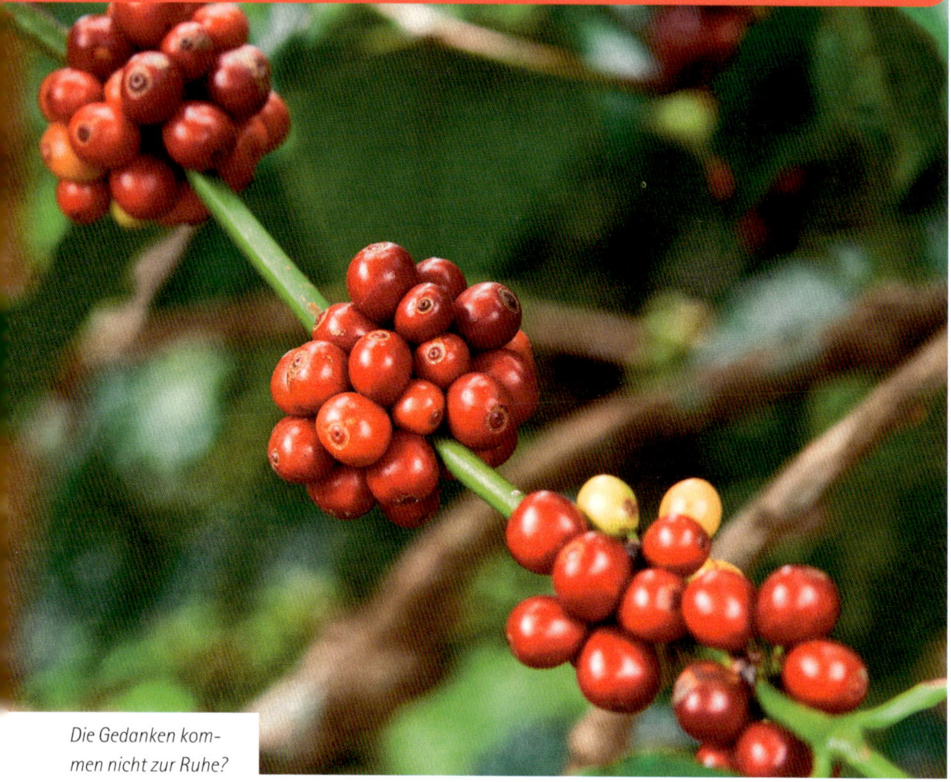

Die Gedanken kommen nicht zur Ruhe? Kaffeetrinken tabu, Coffea D12 hilft.

Nervöse Unruhe, Stress, Erschöpfung und Schlaflosigkeit quälen heutzutage viele Menschen. Oft müssen junge Erwachsene und junge Familien so viele Belastungen tragen, dass sich ihre Kräfte daran erschöpfen. Manche finden kaum noch Zeit für Erholungspausen und Entspannung. Aber gerade die Pausen sind notwendig, um einfach „die Seele baumeln" zu lassen und neue Kraft zu schöpfen. Oft wirken auch ein geruhsamer Spaziergang in frischer Luft, Bewegung am Tageslicht, Sport oder ein entspannendes Bad erholsam und entlastend.

Wichtig ist, über die Ursachen nachzudenken: Warum fühlen Sie sich müde, gestresst oder können nicht schlafen? Hinter Störungen des allgemeinen Befindens können sich schwere seelische Krankheiten verbergen. Auch manche körperlichen Krankheiten können zur Erschöpfung führen oder den Schlaf rauben. Ebenso kann ein ungesunder Lebensstil krank machen. Die genaue Ursache sollte unbedingt ein Arzt abklären.

Oft jedoch ist die Ursache der inneren Anspannung offensichtlich. Vor einer wichtigen Prüfung oder einem Bewerbungsgespräch können viele Menschen kaum noch schlafen, weil sie Angst und Lampenfieber haben. Auch Schichtarbeit oder Nachtwachen bei einem kranken Angehörigen können den Schlaf stören, erschöpft und unruhig machen. Ebenso machen zu viel Alkohol und Nikotin oder dauernder beruflicher Stress nervös und zappelig und sorgen für schlaflose Nächte. Natürlich sollte man die Auslöser beseitigen, sofern dies möglich ist. Die Homöopathie kann auch bei seelischen Störungen lindernd eingreifen. Drei Fragen führen Sie zum richtigen Mittel:

1. Welche Beschwerden quälen Sie, zum Beispiel Lampenfieber oder Schlafstörungen?
2. Was ist die Ursache, zum Beispiel eine bevorstehende Prüfung oder starker Berufsstress?
3. Wie fühlen Sie sich?

Prüfungsangst, Lampenfieber

Argentum nitricum: „Vor jedem Bewerbungsgespräch bin ich so aufgeregt, dass ich als erstes zur Toilette muss."

Argentum nitricum D12 (Silbernitrat)

Dieses Mittel hat sich bewährt für Menschen, die vor einem wichtigen Ereignis extrem aufgeregt sind, sich schwach und schwindelig fühlen oder Magen-Darm-Probleme bekommen. Die „Vor-Angst" kann zum Beispiel vor einer Prüfung, einem Vorstellungsgespräch oder dem Zahnarztbesuch auftreten. Auch Lampenfieber vor einer Rede kann dazu führen, dass sich der Kopf hohl und blutleer anfühlt und das Herz ängstlich pocht. Oft „antworten" Magen und Darm auf die Anspannung mit Blähungen, Übelkeit und Durchfall. Manche müssen vor Angst unbedingt zur Toilette, um Wasser zu lassen. Mitunter besteht starkes Verlangen nach Süßigkeiten und nach frischer Luft. Wenn die Prüfung oder das Vorstellungsgespräch beginnt, wird alles besser.

Dosierung: ein- bis zweimal täglich 5 Globuli, einige Tage vor dem Ereignis beginnen

Gelsemium: „Vor der Prüfung bin ich wie gelähmt und kann kaum noch klar denken."

Gelsemium 12 (Gelber Jasmin)

Wenn die Prüfungsangst jedoch von dem Gefühl beherrscht wird, wie benommen oder gelähmt zu sein, dann ist Gelsemium angebracht. Der Mensch fühlt sich zittrig und schwach, Denken und Sprechen scheinen verlangsamt zu sein. Herzklopfen und Durchfall können hinzukommen. Kopfschmerzen können vom Nacken ausgehend über den Kopf ziehen; sie zeigen eine starke Verspannung im Nacken-Schulter-Bereich an.

Dosierung: ein- bis zweimal täglich 5 Globuli, einige Tage vor dem Ereignis beginnen

Erschöpfung und Schlaflosigkeit

Cocculus D12 (Kockelskörner)

Wenn Schlafmangel, zum Beispiel durch Schichtarbeit oder Nachtwachen, oder aber Sorgen, Trauer und Stress dem Menschen zusetzen und ihm „die Nerven rauben", hilft Cocculus. Auch die Zeitverschiebung bei Fernreisen über die Zeitzonen hinweg (Jetlag) kann den Schlaf empfindlich stören. Der Betroffene fühlt sich völlig überreizt, erschöpft und ausgelaugt; oft wird ihm schwindelig. Er wird „dünnhäutig" und nervös. Tagsüber ist er müde, nachts findet er keine Ruhe. Ausruhen und Hinlegen tun ihm gut.

Dosierung: drei Wochen lang ein- bis zweimal täglich 5 Globuli, dann eine Woche pausieren, Einnahmezyklus wiederholen

Nux vomica D12 (Brechnuss)

Auch dauernder Stress und Überforderung können den Menschen nervös, ungeduldig und reizbar machen; dann hilft Nux vomica. Das Mittel hat sich bewährt für Menschen, die sehr viel arbeiten („workaholic"), dabei nervlich überreizt und angespannt sind, unruhig schlafen und dann morgens schlecht gelaunt sind. Oft greifen sie zu Genussmitteln wie reichlich Kaffee und Alkohol, vertragen dies aber nicht. Saures Aufstoßen, Sodbrennen und Magenschmerzen können die Folge sein. Ruhe lindert die Beschwerden.

Dosierung: drei Wochen lang ein- bis zweimal täglich 5 Globuli, dann eine Woche pausieren, Einnahmezyklus wiederholen

Coffea: „In meinem Kopf sausen die Gedanken wie im Karussell. Ich kann gar nicht abschalten."

Coffea D12 (Kaffeebohne)

Aufgeregt, aufgedreht und schlaflos: Manche Menschen sind vor lauter Aufregung, auch wegen freudiger Ereignisse, so „aus dem Häuschen", dass sie kaum schlafen können. Auch Überraschungen können einen Zustand des nächtlichen angenehmen Wachseins auslösen. Im Kopf wirbeln die Gedanken herum und das Herz klopft. Einmal eingeschlafen, wachen sie rasch wieder auf. Tagsüber sind sie nervös und ruhelos. Die Beschwerden ähneln denen nach zu viel Kaffeekonsum. Dann kann Coffea helfen.

Dosierung: ein- bis zweimal täglich 5 Globuli

Zincum metallicum: „Unser Kind schreckt nachts immer wieder auf und ist so unruhig im Bett."

Zincum metallicum D12 (Zink)

Wenn sich eine allgemeine Erschöpfung und Schwäche durch Nervosität, hohe Erregbarkeit, Muskelzuckungen und Zittern zeigen, ist Zincum das Mittel der Wahl. Die Betroffenen sind trotz starker Müdigkeit nervös und schlafen schlecht. Beispielsweise zucken sie im Schlaf, schrecken häufig auf oder knirschen mit den Zähnen. Typisch ist die ausgeprägte Unruhe der Beine, die den Schlaf noch mehr stört. Das Mittel hat sich zudem bewährt bei nervösen fahrigen Kindern, die ständig mit den Beinen hin- und herschaukeln.

Dosierung: drei Wochen lang ein- bis zweimal täglich 5 Globuli, dann eine Woche pausieren, Einnahmezyklus wiederholen

Chamomilla D6 (Kamille)

Wenn Kinder trotz großer Müdigkeit keinen Schlaf finden und nachts häufig erwachen, kann Chamomilla helfen. Typisch: Die Kleinen sind unruhig und quengelig, nichts ist ihnen recht und alles nervt sie. Schon Kleinigkeiten bringen sie „auf die Palme".

Dosierung: dreimal täglich 3 Globuli

Cypripedium pubescens D6 (Frauenschuh)

Für Kinder, die tagsüber unruhig und nervös sind, nachts jedoch gut gelaunt und lustig wach liegen, eignet sich Cypripedium. Sie wollen ständig erzählen und mit ihren Eltern oder Geschwistern spielen. Alleinsein tut ihnen nicht gut.

Dosierung: dreimal täglich 3 Globuli

Kopfschmerzen und Migräne

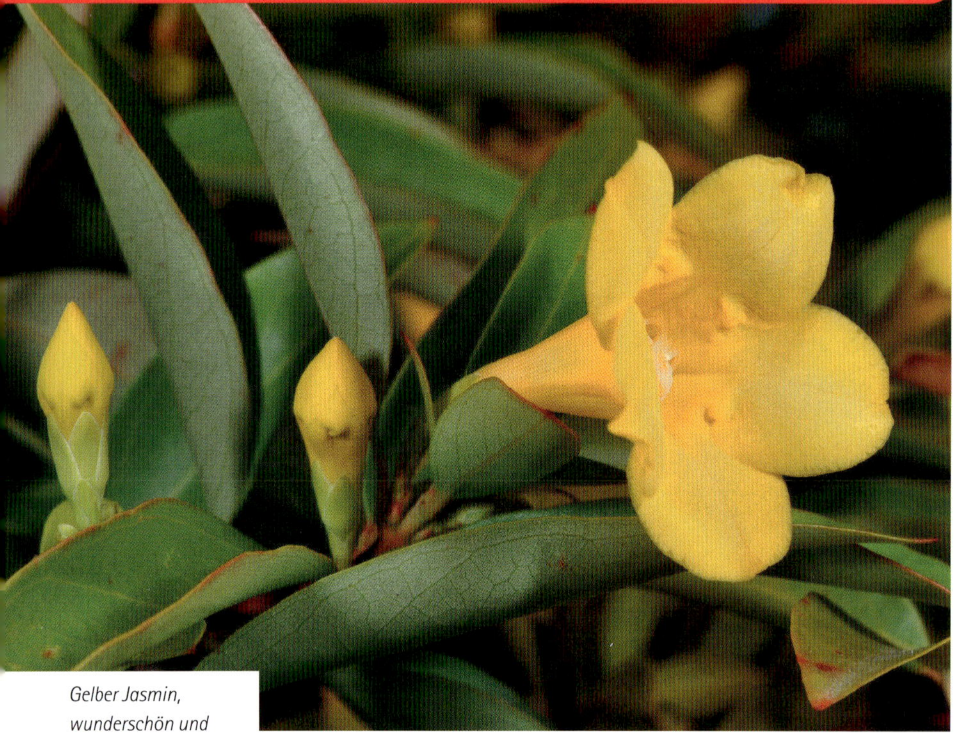

Gelber Jasmin, wunderschön und als homöopathisches Arzneimittel gegen dumpfe Kopfschmerzen hilfreich.

Kopfschmerzen können sehr viele Ursachen haben. Manchmal sind die Auslöser recht harmlos, zum Beispiel ein „Kater" nach einem feucht-fröhlichen Fest. Entzündungen im Ohr oder ein grippaler Infekt können Ursache sein. Kopfschmerzen können auch Warnzeichen für ernste Erkrankungen wie Bluthochdruck, Nerven- oder Hirnhautentzündung sein. Nehmen Sie Kopfschmerzen daher nie auf die leichte Schulter! Bei häufigeren oder starken Schmerzen muss ein Arzt nach der Ursache fahnden und gegebenenfalls eine Migräne abklären.

Bei leichteren akuten Kopfschmerzen ist die homöopathische Selbstbehandlung oftmals sehr erfolgreich.

Drei Fragen führen Sie zum richtigen Mittel:

1. Welche Beschwerden haben Sie, zum Beispiel pochende hämmernde Schmerzen oder eher das Gefühl eines Bandes um den Kopf?
2. Was hat die Beschwerden ausgelöst, zum Beispiel Unterkühlung oder übermäßiger Alkohol- und Nikotingenuss?
3. Wie fühlen Sie sich?

Belladonna D6 (Tollkirsche)

Die Kopfschmerzen beginnen plötzlich und sehr heftig; der Schmerz pulsiert, klopft oder pocht. Das Gesicht ist hochrot und heiß, auch die Halsschlagader pocht. Der Schmerz sitzt oft auf der rechten Seite. Licht, Geräusche, Berührung und Bewegung machen alles noch schlimmer. In Ruhe und Dunkelheit wird es besser. Oft treten solche Kopfschmerzen bei einem fieberhaften Infekt oder einer Mittelohrentzündung auf, aber auch zu viel Sonne kann der Auslöser sein.

Belladonna: „Mein ganzer Kopf pocht vor Schmerzen. Ich fühle mich wie eine dampfende Tomate."

Dosierung: anfangs stündlich 5 Globuli, bei Besserung reduzieren auf dreimal täglich eine Gabe

Gelsemium D6 (Gelber Jasmin)

Die dumpfen Schmerzen beginnen im Nacken, wandern zur Stirn und setzen sich über den Augen fest. Der Kopf fühlt sich an, als sei er von einem Band umschlossen. Typisch für Gelsemium sind Benommenheit und Schläfrigkeit, oft kommen schwere Augenlider, verschwommenes Sehen, Schwäche- und Schwindelgefühle hinzu. Aufregung und Angst, zum Beispiel vor einer Prüfung (Führerschein!), können die Beschwerden ausgelöst haben.

Gelsemium: „Ich fühle mich so benommen, fast wie betäubt."

Dosierung: anfangs bis zu stündlich 5 Globuli, bei Besserung reduzieren auf dreimal täglich eine Gabe

Rhus toxicodendron D12 (Giftsumach)

Wer mit nassem Kopf, zum Beispiel nach dem Haarewaschen oder starkem Schwitzen, ins Kalte geht, wird mitunter mit Kopfschmerzen „belohnt". Auch Überanstrengung und Unterkühlung können die Beschwerden auslösen. Der Kopf fühlt sich leer und schwer an.

Dosierung: anfangs stündlich 5 Globuli, bei Besserung reduzieren auf dreimal täglich eine Gabe

Nux vomica: „Die Nacht habe ich durchgearbeitet. Und dabei habe ich einfach zu viel geraucht. Jetzt ist mir kotzübel."

Nux vomica D12 (Brechnuss)

Ein typisches „Katermittel" nach einer rauschenden Party! Zu viel Essen, zu viel Alkohol, zu viele Zigaretten: All dies löst die Beschwerden aus, die morgens nach dem Aufwachen am schlimmsten sind. Der Kopf brummt, die Augen sind verquollen, Magen und Darm rebellieren mit Magenkrämpfen, Übelkeit und Durchfall. Auch Überreizung des Nervensystems, Ärger und Zorn können die Beschwerden auslösen. Wer ein hektisches, gestresstes Leben führt, reizbar und überarbeitet ist, dem hilft Nux vomica. Daher sagt man auch: ein Mittel für Managertypen.

Dosierung: anfangs bis zu stündlich 5 Globuli, bei Besserung reduzieren auf dreimal täglich eine Gabe

Iris versicolor: „Ich bin so sauer. Ausgerechnet an den Feiertagen bekomme ich meist meine Migräne."

Iris versicolor D6 (Schwertlilie)

Wenn am Wochenende oder an Feiertagen Ruhe und Entspannung eintreten, meldet sich die Migräne. Die Schmerzen beginnen am Hinterkopf und ziehen vor bis zu den Augen. Augenflimmern, manchmal auch Übelkeit und Erbrechen kommen hinzu. Der ganze Mensch ist sauer: Er oder sie leidet an saurem

Aufstoßen, Sodbrennen, Erbrechen von saurem Mageninhalt. Selbst der Stuhlgang ist sauer und reizt die Schleimhaut am After.

Dosierung: anfangs stündlich 5 Globuli, bei Besserung reduzieren auf dreimal täglich eine Gabe

Cyclamen D6 (Alpenveilchen)

Kopfschmerzen und Migräne mit Flimmern und Funken vor den Augen treten vorwiegend vor und während der Periodenblutung auf. Morgens beginnen die Beschwerden und können sich bis zum Erbrechen steigern. Die Frau fühlt sich schwindelig, matt und schwach. Sie ist gereizt, aber auch weinerlich, traurig und niedergedrückt und braucht Ruhe.

Cyclamen: „Früher hatte ich nie Beschwerden vor den Tagen, aber jetzt bekomme ich massive Kopfschmerzen und es flimmert vor den Augen."

Dosierung: anfangs alle zwei Stunden 5 Globuli, bei Besserung dreimal täglich eine Gabe

Cimicifuga D6 (Wanzenkraut)

Bei Kopf- und Nackenschmerzen, oft auch krampfartigen Unterbauchschmerzen vor und während der Periode hilft Cimicifuga. Die Frau hat das Gefühl, als ob sich die Schädeldecke heben würde. Gerne hält sie den Kopf warm. Auch Nacken und Rücken sind sehr empfindlich. Die Frau ist häufig niedergedrückt, andererseits ist sie sehr mitteilsam und redet viel. Alle Beschwerden hängen mit dem Hormonsystem zusammen und sind besonders ausgeprägt bei hormonellen Veränderungen, zum Beispiel in Pubertät, Schwangerschaft und Wechseljahren.

Dosierung: dreimal täglich eine Gabe

Mund, Lippen und Zahnfleisch

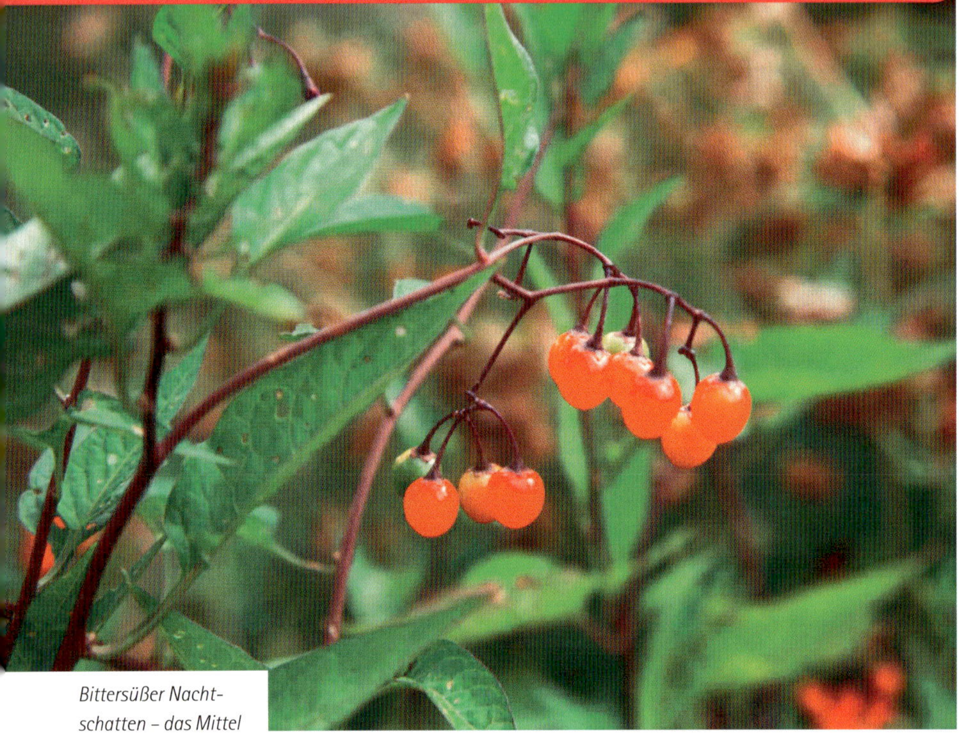

Bittersüßer Nachtschatten – das Mittel der Wahl bei Folgen von Unterkühlung und Durchnässung

Entzündungen und Erkrankungen im und am Mund sind oft besonders schmerzhaft und unangenehm. Aber nicht nur das: Oft behindern sie beim Essen und Trinken. Manchmal sind die Schmerzen so stark, dass der Betroffene gar nicht mehr essen und trinken möchte. Bei stärkeren Schmerzen, Blutungen im Mund und eitrigen Entzündungen muss der Patient immer zum Zahnarzt. Dies gilt selbstverständlich auch bei Zahnschmerzen!

Viele Menschen kennen die schmerzhaften Bläschen im Mund, die sogenannten Aphthen, und an der Lippe, den Lippenherpes, aus leidvoller Erfahrung. Dann ist eine Selbstbehandlung oft möglich.

Entzündungen und Bläschen im Mund

Aphthen sind kleine, runde, sehr schmerzhafte Bläschen im Mund, die einzeln oder in Gruppen bevorzugt an der Wangenschleimhaut und der Innenseite der Lippe auftreten. Drei Fragen führen Sie zum richtigen Mittel:

1. Welche Beschwerden haben Sie, zum Beispiel brennende Schmerzen im Mund?
2. Welche Begleitsymptome treten auf, zum Beispiel übler Mundgeruch und Speichelfluss?
2. Wie fühlen Sie sich?

Borax D6 (Natriumtetraborat)

Die geschwürigen Bläschen an der Mundschleimhaut haben weißliche Beläge und einen roten Hof. Die Aphthen verursachen brennende Schmerzen, die Kinder zum Weinen bringen, und bluten leicht. Der Betroffene ist überempfindlich gegen Geräusche, erschrickt leicht, ist unruhig und ängstlich. Kälte und Nässe verschlechtern die Beschwerden. Die Aphthen können auch auftreten, wenn Menschen das Haftmittel ihrer Zahnprothese nicht vertragen.

Borax hilft auch Kindern mit einer Zahnspange, die häufig Entzündungen im Mund bekommen.

Dosierung: dreimal täglich 5 Globuli (für zwei bis vier Tage), bei Besserung reduzieren

Mercurius solubilis D12 (Quecksilbersalze)

Das Mittel hat einen starken Bezug zum Mundraum. Typisch: Übler Mundgeruch, starker Speichelfluss sowie Entzündungen und Aphthen an Zahnfleisch, Zunge und Wangeninnenseite quälen den Patienten, der sich massiv krank fühlt. Zudem ist das Zahnfleisch geschwollen, schwammig, entzündet und blutet leicht. Die Zunge kann so geschwollen sein, dass man die Abdrücke der Zähne sieht. Oft hat der Patient einen Metallgeschmack im Mund.

Mercurius solubilis kann – nach Absprache mit dem Arzt – auch bei Mundsoor eingesetzt werden, wenn sich der Betroffene stark krank fühlt.

Dosierung: zweimal täglich 5 Globuli bis zur baldigen Besserung; das Mittel maximal eine Woche lang einnehmen

Lippenbläschen, Lippenherpes

Bei manchen Menschen treten Lippenbläschen, die durch Herpesviren verursacht werden, bei bestimmten Auslösern immer wieder auf. Drei Fragen führen Sie zum richtigen Mittel:

1. Was war der Auslöser, zum Beispiel Kälte und Überanstrengung oder starkes Sonnenlicht?
2. Wo und welche Beschwerden haben Sie?
3. Was bessert und was verschlechtert diese?

Rhus toxicodendron D12 (Giftsumach)

Dieses Mittel ist angezeigt, wenn die Lippenbläschen immer wieder bei fieberhaften Infekten und geschwächtem Immunsystem auftreten. Die Bläschen brennen und jucken stark, nach anfänglich klarem Sekret bildet sich Eiter. Typische Auslöser aller Beschwerden sind Nässe, Kälte und Überanstrengung. Manche Personen nehmen Rhus toxicodendron nach Überanstrengung und Verletzungen ein, wenn sie aus Erfahrung wissen, dass Folgeerkrankungen wie ein stressbedingter Lippenherpes drohen. Reiben verbessert die Beschwerden. Das homöopathische Mittel kann man begleitend zu Salben oder Cremes gegen Lippenherpes einnehmen.

Rhus toxicodendron eignet sich ebenfalls gut als ergänzende Therapie bei anderen Hautinfektionen mit Bläschen, zum Beispiel Windpocken und Gürtelrose. Typisch für dieses Mittel sind Bläschen, die klares wässriges Sekret enthalten und einen rotem Hof haben.

Dosierung: bei den ersten Anzeichen des Lippenherpes beginnen; am 1. Tag: viermal täglich 5 Globuli, am zweiten Tag dreimal täglich, ab dem dritten Tag zweimal täglich eine Gabe

Dulcamara D6 (Bittersüßer Nachtschatten)

Tritt der Lippenherpes nach Durchnässung, Unterkühlung oder einem raschen Temperaturwechsel (Wetterwechsel von warm zu kalt) auf, ist Dulcamara das Mittel der Wahl. Ebenfalls typisch: Einige Tage vor der Monatsblutung bilden sich die hässlichen Lippenbläschen. Diese sind honiggelb gefüllt und stehen meist in Gruppen. Nach einiger Zeit trocknen sie aus und verkrusten.

Dosierung: dreimal täglich 5 Globuli

Natrium chloratum: „Immer wenn ich ans Meer fahre und dort die Sonne genieße, beginnt meine Lippe zu kribbeln und es bilden sich schmerzhafte Bläschen."

Natrium chloratum D12 (Natrium muriaticum, Kochsalz)

Bei allen Hautreizungen durch Sonne hat sich dieses Mittel bewährt. Wenn die unangenehmen Lippenbläschen immer wieder bei einem Aufenthalt am Meer und bei intensiver Sonneneinstrahlung (Segeltörn, Wanderung oder Skitour im Gebirge) oder nach dem Verzehr von Meeresfrüchten auftreten, hilft Natrium chloratum. Auf intensive Sonne und Meeresluft kann die gesamte Haut – trotz Sonnenschutz – mit Bläschen und Papeln oder trockenen Hautausschlägen reagieren. An der Lippe „blüht" der Herpes auf. Natrium chloratum ist ein Klassiker bei „Mallorca-Akne".

Dosierung: bei bekannter Neigung zu Lippenherpes bereits drei Tage vor Reiseantritt beginnen mit zweimal täglich fünf Globuli und während des Urlaubs weiter einnehmen; im Akutfall zweimal täglich eine Gabe

Zähne

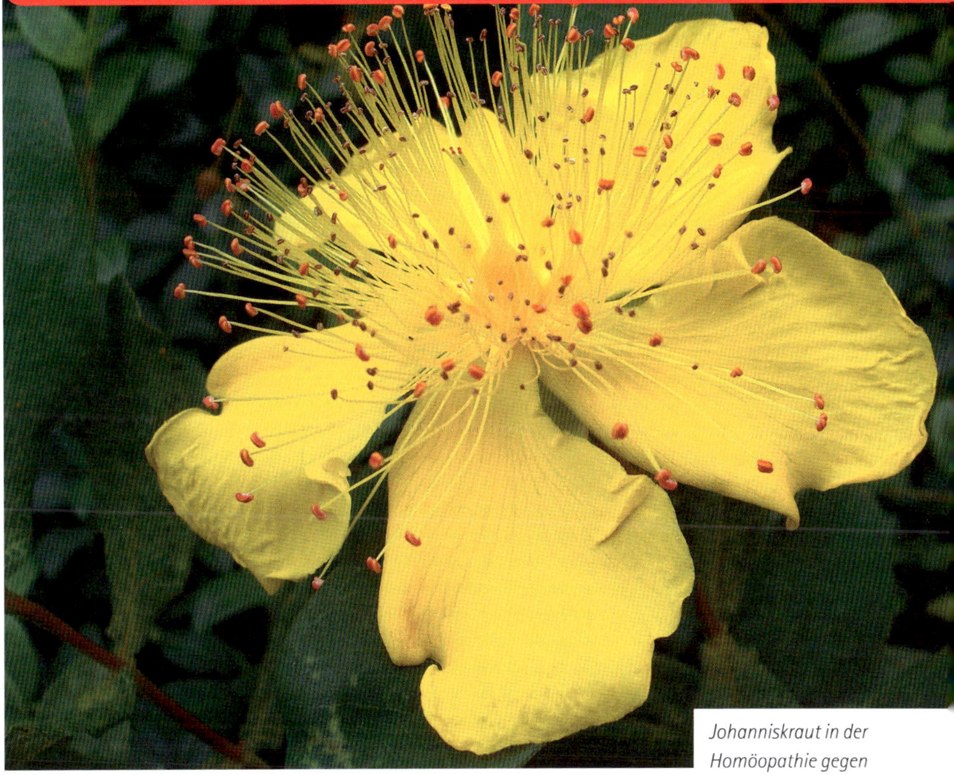

Johanniskraut in der Homöopathie gegen Nervenschmerzen, als allopathisches Arzneimittel zur Beruhigung

Bei Zahnschmerzen muss immer ein Zahnarzt nach der Ursache fahnden. Eine Selbstbehandlung kann allenfalls die Zeit bis zum baldigen Zahnarztbesuch überbrücken. Aber auch rund um die Zahnbehandlung kann die Homöopathie wertvolle Dienste leisten. Drei Fragen führen zum richtigen Mittel:

1. Welche Beschwerden haben Sie, zum Beispiel Wundschmerzen?
2. Was war der Auslöser, zum Beispiel eine Zahnoperation oder eine neue, schlecht sitzende Prothese?
3. Wie fühlen Sie sich?

Arnica D6 (Bergwohlverleih)

Arnica ist ein großes Wundheilmittel in der Homöopathie. Es lindert Beschwerden, wenn Mund und Mundschleimhaut nach einer Zahnbehandlung oder dem Zahnziehen wund sind, schmerzen und bluten. Auch wenn eine neue Zahnprothese oder ein Implantat die akuten Schwellungen und Schmerzen ausgelöst haben, hilft Arnica. Man kann mit der Einnahme schon einige Tage vor dem Zahnarztbesuch beginnen.

Dosierung: dreimal täglich 5 Globuli

Hypericum perforatum D6 (Johanniskraut)

Hypericum hat einen starken Bezug zum Nervengewebe. Es lindert Beschwerden, die durch Reizung oder Verletzung von nervenreichem Gewebe entstehen. Dies passiert beispielsweise beim Zahnziehen oder bei einer Zahnwurzelbehandlung. Der Patient leidet an starken reißenden oder ziehenden Schmerzen.

Dosierung: dreimal täglich 5 Globuli

➜ **Tipp:** *Wenn ein Zahn gezogen wurde, kann man Arnica und Hypericum im Wechsel einnehmen.*

Ohren

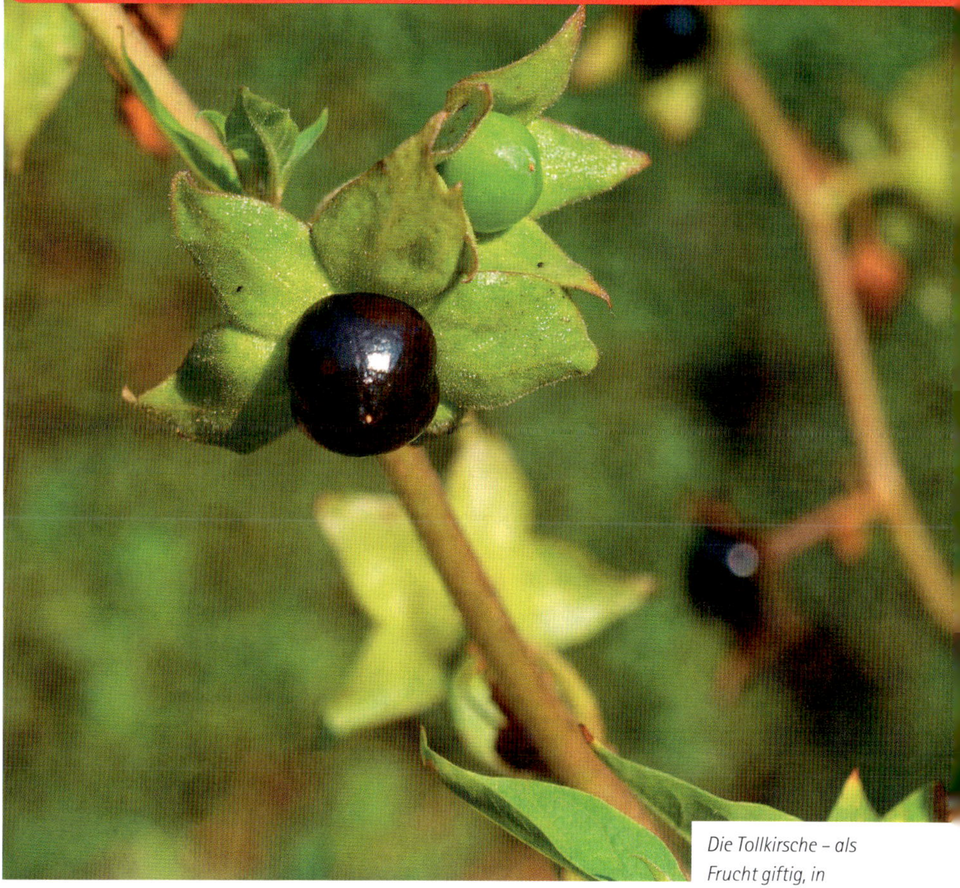

Die Tollkirsche – als Frucht giftig, in der Homöopathie bewährt bei plötzlich einsetzenden, heftig klopfenden Schmerzen

Viele Kleinkinder leiden häufiger an Ohrenschmerzen und Mittelohrentzündung. Dies ist immer ein Fall für den Kinderarzt! Nur der Arzt kann den Verlauf sicher beurteilen und Komplikationen frühzeitig erkennen. Bei falscher Behandlung von Ohrenschmerzen drohen dauerhafte Hörschäden. Als Sofortmaßnahme und in Absprache mit dem Arzt können homöopathische Mittel die Beschwerden lindern. Aber auch bei einem grippalen Infekt oder nach Zugluft können die Ohren schmerzen.

Drei Fragen führen Sie zum richtigen Mittel:

1. Welche Beschwerden haben Sie oder Ihr Kind, zum Beispiel heftig klopfende Schmerzen im Ohr?
2. Welche Begleiterscheinungen treten auf, zum Beispiel Fieber und starkes Schwitzen?
3. Was war der Auslöser, zum Beispiel Zugluft oder Durchnässung?

Belladonna: „Die Ohrenschmerzen kamen ganz plötzlich, und jetzt pocht es im ganzen Kopf."

Belladonna D6 (Tollkirsche)

Der Betroffene klagt ganz plötzlich über heftige klopfende Ohrenschmerzen. Sein Gesicht ist hochrot, oft ist auch das Trommelfell gerötet. Zunächst fröstelt er, dann wird seine Haut fiebrig-heiß und er schwitzt stark. Er ist überempfindlich gegen Geräusche, Licht und Berührung.

Dosierung: anfangs stündlich 5 Globuli, dann reduzieren auf dreimal täglich

Ferrum phosphoricum: „Trotz der Ohrenentzündung will mein Kind weiter spielen."

Ferrum phosphoricum D6 (Eisenphosphat)

Entwickelt sich die Ohrenentzündung langsam und mäßig und steigt die Temperatur nur langsam an, ist Ferrum phosphoricum angezeigt. Die Lymphknoten können anschwellen. Oft entwickelt der Patient weitere Anzeichen eines grippalen Infekts, zum Beispiel Halsschmerzen und Husten, wirkt aber nicht sehr krank.

Dosierung: anfangs stündlich 5 (Kinder: 3) Globuli, dann reduzieren auf dreimal täglich; bewährt hat sich die abwechselnde Gabe mit Belladonna

Aconitum D6 (Blauer Eisenhut)

Aufenthalt in kaltem Wind oder in Zugluft können heftig stechende Ohrenschmerzen auslösen. Die Körpertemperatur steigt rasch an. Der Betroffene ist ängstlich und unruhig. Nachts wird alles schlimmer.

Aconitum: „Wir waren mit dem Cabrio unterwegs und jetzt habe ich starke Ohrenschmerzen."

Dosierung: stündlich 5 Globuli, bei Besserung reduzieren

Dulcamara D6 (Bittersüßer Nachtschatten)

Nicht selten bekommen Erwachsene und Kinder nach einem ausgedehnten Badetag Ohrenschmerzen, besonders wenn sie viel getaucht sind. Nässe und Kälte fördern eine Entzündung im Ohr. Man spricht sogar von einer Schwimmbad-Otitis. Dann hilft das „Bade-Mittel" Dulcamara.

Dosierung: dreimal täglich 5 Globuli

Grippaler Infekt, Erkältung mit Fieber

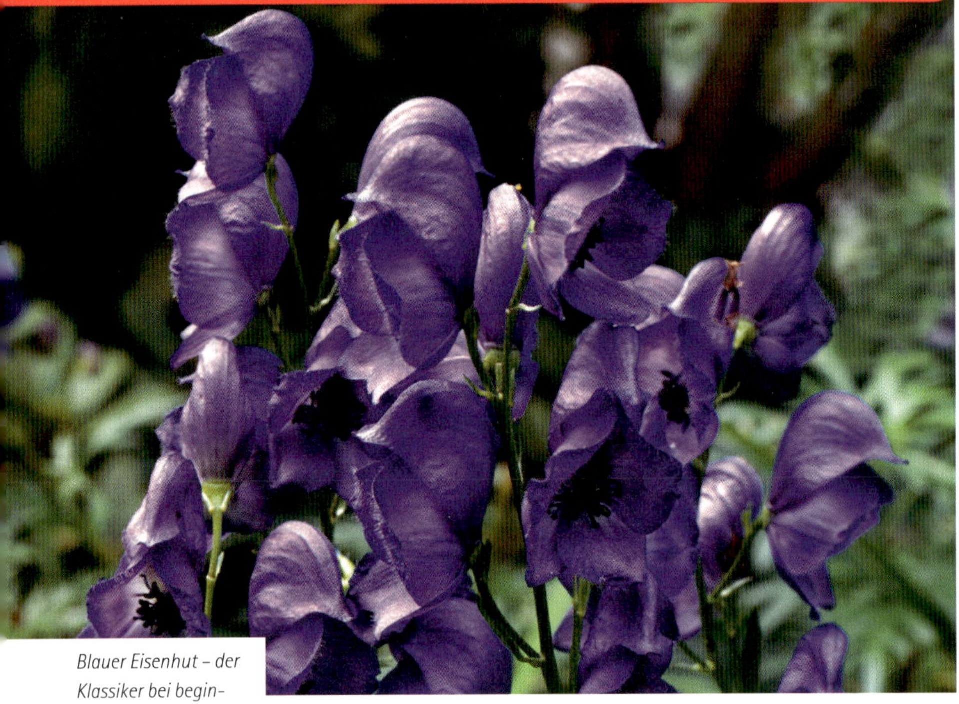

Blauer Eisenhut – der Klassiker bei beginnendem fieberhaften Infekt.

Viele verschiedene Viren können einen sogenannten grippalen Infekt auslösen. Man fühlt sich erkältet, fiebrig, abgeschlagen und müde; oft schmerzen Gelenke und Glieder. Husten, Schnupfen, Halsschmerzen und oft auch Kopfweh sind typische Begleiterscheinungen des grippalen Infekts. Dagegen ist die echte „Grippe", in der Fachsprache Influenza genannt, eine schwere lebensbedrohliche Erkrankung mit sehr hohem Fieber und starkem Krankheitsgefühl. Gegen die Influenza gibt es eine Impfung, gegen den grippalen Infekt nicht.

Zu Beginn eines grippalen Infekts sind die Beschwerden oft recht unspezifisch. Wenn Eltern sagen „mein Kind brütet etwas aus", steckt meist ein grippaler fiebriger Infekt dahinter. Bei manchen

Kindern – und auch Erwachsenen – beginnt die Erkrankung jedoch gleich mit heftigen Beschwerden, zum Beispiel Fieber, Schmerzen und Erkältung.

Gehen Sie unbedingt zum Arzt, wenn Sie oder Ihr Kind hohes Fieber oder starke Schmerzen bekommen und sich außergewöhnlich schwach und hinfällig fühlen. Säuglinge und Kinder mit hohem Fieber müssen auf jeden Fall zum Arzt.

Wie der grippale Infekt verläuft, hängt maßgeblich von den Abwehrkräften des Körpers ab. Wer sich schont, viele Pausen einlegt und schläft, reichlich trinkt und vollwertig und vitaminreich isst, hilft seinem Körper, die eigenen Kräfte zu mobilisieren. Die Homöopathie kann ihn dabei unterstützen und Beschwerden lindern. Drei Fragen führen Sie zum richtigen Mittel:

1. Wo und welche Beschwerden haben Sie, zum Beispiel Fieber mit und ohne Schwitzen oder mit Kopfschmerzen?
2. Wie fühlen Sie sich, zum Beispiel ängstlich und unruhig oder wie betäubt?
3. Was war der Auslöser, zum Beispiel Durchnässung und Kälte?

Camphora D3 (Kampherbaum)

Frösteln, Kältegefühl und Unwohlsein können die ersten Anzeichen eines grippalen Infekts sein. Der Betroffene muss häufig niesen und sich schnäuzen, Hände und Füße sind ganz kalt, er friert und fröstelt (kalte Nase), ist aber noch nicht „richtig" krank. Manchmal kommt eine Kreislaufschwäche hinzu. In diesem sehr frühen Stadium ist Camphora angezeigt. Das Mittel kann den Infekt abfangen oder deutlich mildern.

Wichtig: *Dieses Mittel eignet sich nicht für Säuglinge und Kleinkinder unter zwei Jahren!*

Dosierung: viertelstündlich 3 Globuli bis zur baldigen Besserung. Zur Vorbeugung einige Tage lang morgens 5 Globuli einnehmen

Aconitum: „Das Fieber kam ganz plötzlich und stieg schnell an. Alles ist heiß und trocken. Dabei fühle ich mich so unruhig und habe große Angst."

Aconitum D6 (Blauer Eisenhut)

Ein Klassiker bei plötzlich beginnendem, fieberhaften Infekt und plötzlich einschießenden Schmerzen ist Aconitum. Das Fieber steigt rasch an, der Patient friert und fröstelt bis hin zum Schüttelfrost. Er ist auffallend unruhig und ängstlich. Die Haut ist heiß und trocken ohne Schweiß („trockenes Fieber"), der Puls hart. Trockener Husten kann hinzukommen. Auslöser der Beschwerden ist häufig ein Aufenthalt in trockener kalter Zugluft, besonders wenn man vorher geschwitzt hat. Cabriofahrer sollten daher Aconitum dabei haben.

Aconitum hat sich ebenfalls bewährt bei allen Beschwerden, die infolge eines Schocks oder großen Schrecks auftreten.

Dosierung: anfangs stündlich 5 (Kinder: 3) Globuli, dann dreimal täglich eine Gabe bis zur Besserung oder bis der Patient zu schwitzen beginnt

Belladonna: „Mein Kopf ist heiß und klopft, aber die Füße sind eiskalt."

Belladonna D6 (Tollkirsche)

Beginnt der Patient nach der „Aconit-Phase" zu schwitzen oder beginnt der heftige Infekt sofort mit plötzlichem Fieber und Schwitzen, ist Belladonna ein bewährtes Mittel. Es gilt als Klassiker bei allen nicht-eitrigen Entzündungen. Auslöser können feucht-kaltes Wetter und Unterkühlung sein. Das Gesicht des Patienten ist hochrot und heiß, er schwitzt stark, der ganze Körper glüht. Die Eltern sagen manchmal: „Mein Kind dampft richtig". An der Halsschlagader spürt man deutlich den klopfenden Puls. Der Patient reagiert überempfindlich auf Geräusche, Licht, Berührung und Bewegung; dies alles verschlechtert sein Befinden.

Dosierung: stündlich 5 (Kinder: 3) Globuli bis zur Besserung, dann dreimal täglich 5 Globuli

Ferrum phosphoricum D6 (Eisenphosphat)

Dies ist ein bewährtes Fieber- und Entzündungsmittel, wenn der Infekt nicht so heftig verläuft und der Patient sich nicht besonders krank fühlt. Kleine Kinder husten und schniefen zwar, wollen aber trotz des Infekts spielen und wirken nicht sehr beeinträchtigt. Die Betroffenen leiden unter starkem Fließschnupfen, häufigem Niesen und lästigem Reizhusten. Typisch sind die geschwollenen Lymphknoten am Hals. Die Gesichtsfarbe wechselt zwischen blass und rot, der Puls ist weich. Oft ist der Infekt verbunden mit Nasenbluten (mit hellrotem Blut), Kopf- und Ohrenschmerzen. Besonders hilfreich ist dieses Mittel bei Mittelohrentzündung (nur in Absprache mit dem Kinderarzt).

Ferrum phosphoricum: „Trotz des Infekts will mein Kind spielen und wirkt gar nicht so krank. Aber die dunklen Ringe unter den Augen machen mir Sorgen."

Dosierung: anfangs stündlich 5 (Kinder: 3) Globuli, dann reduzieren auf dreimal täglich eine Gabe

Eupatorium perfoliatum D6 (Wasserhanf)

Wenn starke Glieder- und Knochenschmerzen bei einem grippalen Infekt im Vordergrund stehen, ist Eupatorium das richtige Mittel. Der ganze Körper tut weh, der Kranke fühlt sich „wie zerschlagen" und ist sehr schmerzempfindlich am ganzen Körper. Übelkeit und bitteres Erbrechen, Husten, Halsschmerzen und Schnupfen können hinzukommen. Der Betroffene hat viel Durst auf kalte Getränke. Typische Auslöser sind nass-kaltes Wetter und Wind.

Eupatorium: „Ich weiß gar nicht, wie ich liegen soll; alle Gelenke tun mir weh."

Dosierung: anfangs stündlich 5 Globuli, bei Besserung reduzieren auf dreimal täglich

Bryonia: „Am besten geht es noch, wenn ich beim Husten den Brustkorb ganz fest halte."

Bryonia D6 (Zaun- oder Gichtrübe)

Typisch für dieses Mittel ist der trockene, harte, schmerzhafte Husten, der den fieberhaften Infekt dominiert („Grippehusten"). Alle Schleimhäute sind trocken. Der Kranke hat das Gefühl, als ob sein Kopf bei jedem Hustenstoß platzen könnte. Heftige Kopfschmerzen können sich einstellen. Außerdem kann es zu stechenden Brustschmerzen kommen, sodass der Patient beim Husten den Brustkorb festhalten muss. Der Gegendruck erleichtert die Schmerzen. In der Wärme und bei der geringsten Bewegung und Berührung wird alles noch schlimmer.

Dosierung: anfangs stündlich 5 Globuli, bei Besserung reduzieren auf dreimal täglich

Gelsemium: „Ich fühle mich wie betäubt."

Gelsemium D6 (Gelber Jasmin)

Eine „Kopfgrippe" steht im Vordergrund der Beschwerden. Der Schmerz sitzt im Nacken, zieht vom Hinterkopf nach vorne und setzt sich über den Augen fest. Sehstörungen können auftreten, die Augenlider hängen. Der Kranke ist benommen, schläfrig und wirkt teilnahmslos. Der Infekt verläuft langsam, und das Fieber steigt nur mäßig an, dennoch friert der Patient bis hin zum Schüttelfrost. Er fühlt sich wie betäubt. Körperlich und seelisch fühlt er sich matt, schwach, sehr erschöpft, zittrig und benommen. Diese Beschwerden können auch nach einer schon überstandenen Krankheit, oft gegen Ende des Winterhalbjahres auftreten. Der Infekt tritt bei milder feuchter Witterung und Wetterwechsel von kühl zu heiß auf. Bewegung und Wärme verschlechtern die Beschwerden, in Ruhe und nach Urinabgang werden sie besser.

Dosierung: anfangs stündlich 5 Globuli, bei Besserung reduzieren auf dreimal täglich

Rhus toxicodendron D12 (Giftsumach)

Stehen Glieder- und Gelenkschmerzen bei einem grippalen Infekt im Vordergrund, die morgens und nach längeren Ruhepausen am schlimmsten sind und sich bei Bewegung und in Wärme bessern, ist Rhus toxicodendron das richtige Mittel. Auslöser der Beschwerden waren körperliche Überanstrengung, Durchnässung, Kälte und Unterkühlung. Der Betroffene spürt eine große innere Unruhe und muss sich ständig bewegen. Wärme und Massage entkrampfen die verspannten Muskeln. Wunderbar angenehm ist ein heißes Bad. Typisch ist auch ein bläschenartiger Ausschlag an der Lippe (Lippenherpes).

Rhus toxicodendron: „Morgens sind meine Gliederschmerzen am schlimmsten. Wenn ich aber erst einmal in die Gänge komme, dann werden sie leichter."

Dosierung: anfangs zweistündlich 5 Globuli, bei Besserung reduzieren auf zweimal täglich eine Gabe

Echinacea D2 (Sonnenhut)

Zur Anregung der körpereigenen Abwehr kann Echinacea bei akuten und chronischen, entzündlichen und fieberhaften Infekten zusätzlich zum jeweils spezifischen Mittel gegeben werden. Diese Basistherapie eignet sich auch für Kinder, vor allem wenn immer wieder unerklärliche Fieberschübe auftreten (beim Arzt abklären lassen!).

Als vorbeugende Behandlung bei Abwehrschwäche kann man Echinacea auch längere Zeit einnehmen. Wichtig ist, nach dreiwöchiger Einnahme eine Pause einzulegen.

Dosierung: dreimal täglich 5 Globuli, begleitend zum jeweils spezifischen Homöopathikum; zur Stärkung des Immunsystems: drei Wochen lang dreimal täglich eine Gabe, dann eine Woche Pause; Zyklus wiederholen

Schnupfen, Heuschnupfen, Säuglingsschnupfen

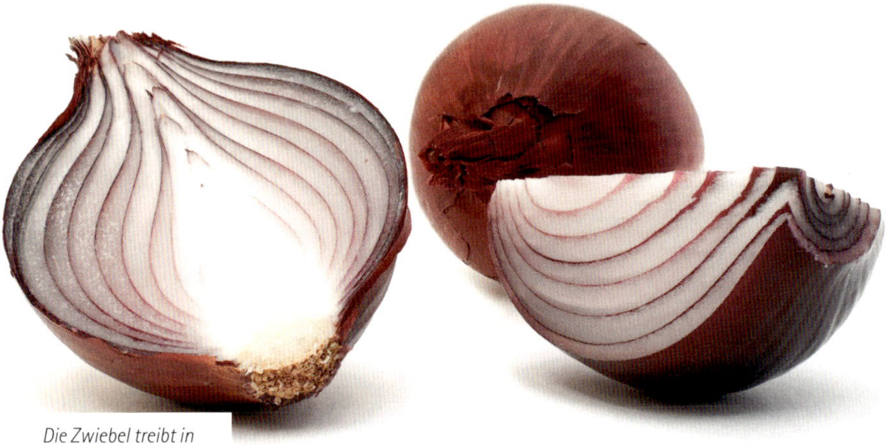

Die Zwiebel treibt in der Küche die Tränen in die Augen – in der Homöopathie gilt sie als klassisches Mittel gegen Fließschnupfen.

Eine triefende oder verstopfte Nase ist mehr als lästig. Ständig laufendes Nasensekret kann die Nasenöffnungen wund machen; eine verstopfte Nase behindert die Atmung und oft auch Essen und Trinken. Auch wenn Schnupfen in der Regel keine ernste Erkrankung ist, kann er den ganzen Menschen schwächen. Dies gilt besonders für Säuglinge und kleine Kinder, die keine Luft mehr durch die Nase bekommen und selbst noch nicht schnäuzen können.

Schnupfen kann zusammen mit einem grippalen Infekt, aber auch alleine auftreten. Meist sind Viren die Auslöser. Durch die Entzündung im Nasen-Rachen-Raum schwellen die Schleimhäute an. Die eher harmlose Entzündung kann sich in die Nasenneben- und die Stirnhöhlen ausbreiten oder auf die Ohren schlagen. Daher sollten Sie unbedingt zum Arzt gehen, wenn Sie oder Ihr Kind bei einem Schnupfen noch Kopf- oder Ohrenschmerzen, Druckgefühl im Kopf oder Fieber bekommen.

Viele Menschen kennen die Beschwerden aber auch in anderem Zusammenhang: Sie reagieren allergisch auf Umweltstoffe wie Blüten-, Baum- und Gräserpollen oder auf Tierhaare. Geschwollene gereizte Augen und Nase, Husten und eine Entzündung der tieferen Atemwege quälen Menschen mit „Heuschnupfen". Die Beschwerden ähneln häufig dem normalen Erkältungsschnupfen. Welche Stoffe die allergische Reaktion auslösen, sollte unbedingt ein Arzt abklären. Auch bei Atemnot, Asthmaanfällen und starken Augenbeschwerden sollten Sie oder Ihr Kind unbedingt zum Arzt.

Homöopathische Mittel können die Schnupfenzeit abkürzen und lästige Beschwerden mildern. Frühzeitig eingenommen, können sie die Entwicklung einer Nebenhöhlenentzündung oftmals vermeiden. Drei Fragen führen Sie zum richtigen Mittel:

1. Welche Schnupfenbeschwerden haben Sie oder Ihr Kind, zum Beispiel eine „Triefnase" oder verstopfte Nase?
2. Welche Beschwerden plagen Sie noch, zum Beispiel Augentränen oder Husten?
3. Was verbessert oder verschlechtert den Schnupfen?

Allium cepa D6 (Küchenzwiebel)

Der Klassiker bei Fließschnupfen mit brennendem Nasensekret ist Allium cepa. Das wässrige Sekret kann die Haut um die Nasenlöcher herum wund machen. Die Beschwerden sind ganz ähnlich wie beim Zwiebelschneiden: Erst kribbelt es in der Nase, dann beginnt diese zu „laufen" und schließlich tränen auch noch die Augen. Typischerweise ist das Augensekret mild und brennt nicht. Heftige Niesattacken und Kopfschmerzen können hinzukommen. Im Freien bessern sich die Beschwerden, aber morgens und in warmen Räumen wird es schlimmer.

Allium cepa: „Meine Nasenlöcher und die Oberlippe sind schon ganz wund und rot vom ständigen Naselaufen."

Allium cepa hilft auch bei Heuschnupfen, wenn das wässrige Nasensekret scharf brennt, die Tränen aber mild sind.

Dosierung: anfangs stündlich 5 Globuli, bei Besserung reduzieren auf dreimal täglich

Euphrasia D6 (Augentrost)

Ebenfalls ein Klassiker bei Schnupfen ist Euphrasia. Aber hier sind die Beschwerden genau umgekehrt: Die Augenbindehaut ist entzündet, die Augen tränen und die Tränen sind brennend, aber das Nasensekret ist mild. Die Augenlidränder können entzündet und gerötet sein. Insgesamt sind vor allem die Augen betroffen, daher sind die Patienten häufig sehr lichtempfindlich, blinzeln viel und tragen gerne eine Sonnenbrille. Euphrasia hilft auch bei Heuschnupfen, wenn die Augenbeschwerden wie beschrieben im Vordergrund stehen.

Dosierung: anfangs stündlich 5 Globuli, bei Besserung reduzieren auf dreimal täglich

→ **Tipp:** *Es gibt auch Euphrasia-Augentropfen als Phytotherapeutikum.*

Sambucus: „Unser Baby kann gar nicht mehr richtig trinken, weil es dabei so schlecht Luft bekommt."

Sambucus nigra D3 (Schwarzer Holunder)

Ein wichtiges Mittel für Säuglinge und Kleinkinder ist Sambucus. Das Mittel hilft bei zähem, fest sitzenden Säuglingsschnupfen, wenn die kleine Nase so verstopft ist, dass das Kind kaum noch Luft bekommt. Daher muss es das Stillen und Trinken immer wieder unterbrechen, um Luft zu holen. Nachts und in Ruhe wird es noch schlimmer; eventuell wacht es sogar auf, weil es keine Luft mehr bekommt.

Dosierung: dreimal täglich 1 bis 3 Globuli, bei Säuglingen eventuell in etwas Wasser auflösen und eingeben

Luffa D6 und D12 (Schwammgurke)

Ist die Nase ganz trocken und verstopft, kann Luffa D6 helfen. Das Nasensekret ist zäh. Manchmal bilden sich Borken in der Nase, die beim Schnäuzen aufreißen und bluten. Da auch die Nasennebenhöhlen entzündet sind, kann es zu Druckgefühl im Kopf und Kopfschmerzen kommen. Im Freien fühlt sich der Patient besser.

Fließt dagegen bereits reichlich dünn-wässriges Sekret aus der Nase, ist Luffa D12 richtig. In dieser Potenz hilft das Mittel auch zur Ausheilung eines längeren Schnupfens oder nach der „Heuschnupfen-Phase".

Dosierung: drei- bis viermal täglich 5 Globuli D6 bei verstopfter Nase; bei Fließschnupfen zweimal täglich eine Gabe D12

➜ **Tipp:** *Luffa gibt es auch als Nasentropfen als Phytotherapeutikum.*

Pulsatilla D6 (Wiesenküchenschelle)

Pulsatilla: „Wenn wir unserem Kind die Nase putzen, kommt ganz dickes gelbes Sekret heraus."

Wenn die Nase verstopft ist und beim Schnäuzen dicker, gelblich-grüner Schleim herauskommt, hilft Pulsatilla. Morgens fließt der Schleim reichlicher. Oft sind Geruchs- und Geschmackssinn beeinträchtigt. An der frischen Luft wird es besser. Das Mittel hilft gut beim Kleinkinderschnupfen, wenn das kranke Kind anlehnungsbedürftig, weinerlich und launisch ist und viel Trost und „Nestwärme" braucht.

Dosierung: anfangs stündlich 5 (Kinder: 3) Globuli, bei Besserung reduzieren auf dreimal täglich

Kalium bichromicum D6

Gelbes übelriechendes Sekret aus der Nase kann bedeuten, dass der Schnupfen auf die Nebenhöhlen übergangen ist. Dies zeigt sich durch starke Kopfschmerzen und Druckgefühl über der Nasenwurzel und gelbgrünes Nasensekret. Gehen Sie unbedingt zum Arzt! In Absprache mit dem Arzt können Sie sich zusätzlich homöopathisch behandeln. Ein sehr wichtiges Mittel bei Nasennebenhöhlenentzündung ist Kalium bichromicum. Die Nase ist verstopft, der Schleim fließt nur zäh und zieht Fäden, er kann Blutstreifen oder krustige Borken enthalten. Durch die Schleimstraße im Rachen kann es zu Kitzelhusten kommen. Kinder versuchen oft, den zähen Schleim durch Hochziehen loszuwerden. Morgens ist es schlimmer, aber in der Wärme bessern sich die Beschwerden.

Dosierung: dreimal täglich 5 Globuli, bei Besserung reduzieren

Galphimia glauca D6 und D12 (Goldkrone)

Dieses Mittel hat eine breite Wirkung auf die Atemwege und wird bei allergischen Beschwerden an den Schleimhäuten eingesetzt. Die Augenbindehaut ist entzündet und gerötet, die Augen tränen stark und ausgeprägter Schnupfen quält den Betroffenen. Schwitzen und Wärme verschlimmern die Beschwerden. Galphimia gilt als bewährtes homöopathisches Heuschnupfenmittel.

Wer seine Beschwerden kennt und weiß, auf welche Pollen er allergisch reagiert, kann schon vor Beginn der Heuschnupfenzeit mit der Einnahme beginnen. Wichtig ist es, zwischendurch zu pausieren, damit der Körper Gelegenheit hat zu reagieren.

Dosierung: in der Heuschnupfenzeit dreimal täglich 5 Globuli Galphimia D6; zur Vorbeugung 4 bis 6 Wochen vor der Pollenflugzeit abends eine Gabe von Galphimia D12 einnehmen

Halsschmerzen und Heiserkeit

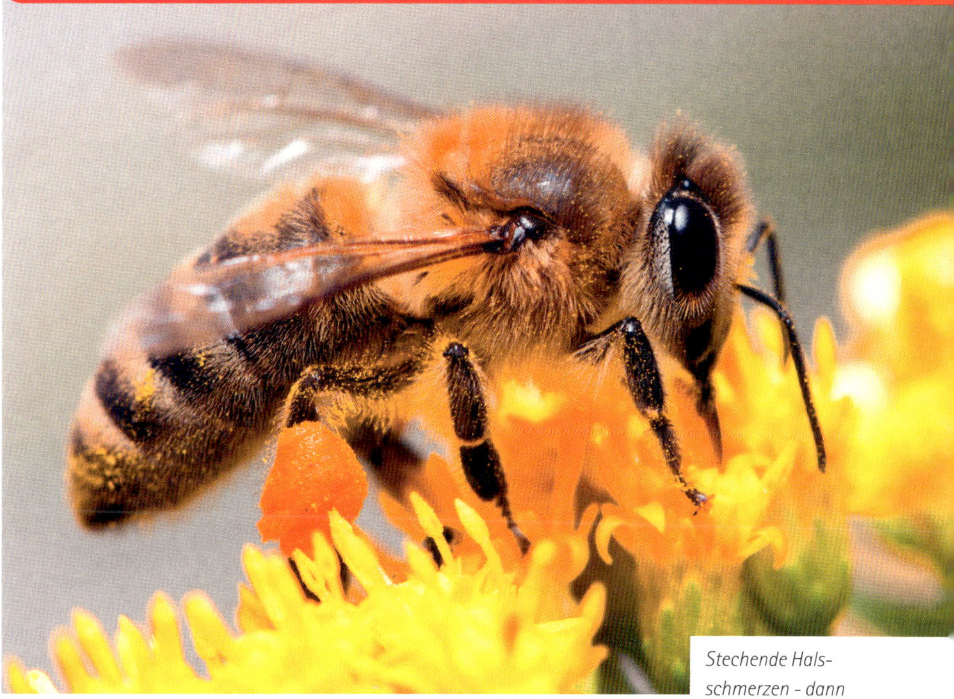

Stechende Halsschmerzen - dann die homöopathische Bienenzubereitung Apis D6

Sind die Schleimhäute im Rachen entzündet, entstehen Halsschmerzen und Schluckbeschwerden. Doch auch eine Mandelentzündung (Angina) kann solche Beschwerden auslösen. Halsschmerzen können einen beginnenden fieberhaften Infekt anzeigen oder auch „solo" auftreten. Manchmal ist die Ursache recht banal: eine Überlastung der Stimme, zum Beispiel durch viel lautes Reden, Schreien oder Singen bei einer Party oder beim Konzert.

Klagt Ihr Kind über Halsschmerzen und bekommt Fieber, sollten Sie sofort zum Arzt gehen. Gleiches gilt auch, wenn Sie beim Blick in den Hals Beläge oder Veränderungen der Mandeln bemerken. In leichteren Fällen helfen homöopathische Mittel gut.

Drei Fragen führen Sie zum richtigen Mittel:

1. Welche Beschwerden haben Sie oder Ihr Kind, zum Beispiel stechende Halsschmerzen, die bis zu den Ohren ausstrahlen?
2. Wie sehen die Schleimhäute aus, zum Beispiel dunkelrot geschwollen oder trocken?
3. Was verbessert oder verschlimmert die Beschwerden?

Belladonna D6 (Tollkirsche)

Belladonna ist ein bewährtes Mittel bei plötzlich einsetzenden, heftigen Schmerzen im Kopfbereich und bei fieberhaften Infekten (dort ausführlich beschrieben). Bei einer Halsentzündung sind die Schleimhäute rau, ganz trocken und tomatenrot verfärbt. Die Mandeln sind vergrößert und hochrot. Trotz der trockenen Schleimhäute ist die Haut schwitzig feucht, der Kopf meist heiß und rot. Obwohl das Schlucken schmerzhaft ist, muss der Kranke ständig schlucken. Warme Getränke sind wohltuend.

Dosierung: anfangs stündlich 5 Globuli, bei Besserung reduzieren auf dreimal täglich eine Gabe

Phytolacca americana D6 (Kermesbeere)

Sind die Schleimhaut im Rachen und die Mandeln dunkelrot verfärbt, spricht dies für Phytolacca. Oft sind die Mandeln stark angeschwollen. Die Halsschmerzen sind stechend und strahlen beim Schlucken bis in beide Ohren aus. Unterkühlung verschlechtert den Zustand des Kranken, aber Wärme mag er auch nicht. Warme Getränke verträgt er gar nicht, nur kalte Getränke bessern die Beschwerden.

Dosierung: anfangs stündlich 5 Globuli, bei Besserung reduzieren auf dreimal täglich eine Gabe

Apis D6 (Honigbiene)

Bei stechenden brennenden Halsschmerzen mit starken Schluckbeschwerden ist Apis das richtige Mittel, wenn die Rachenschleimhaut glasig blassrot und geschwollen aussieht. Mund und Hals sind trocken, aber der Patient hat überhaupt keinen Durst. Kalte Halswickel tun gut, aber Wärme verschlimmert die Halsschmerzen.

Apis: „Wenn ich Kaltes esse oder trinke, werden meine Halsschmerzen besser. Aber ich habe gar keinen Durst."

Dosierung: anfangs stündlich 5 Globuli, bei Besserung reduzieren auf dreimal täglich eine Gabe

Arum triphyllum D3 (Zehrwurzel)

Wer nach Überanstrengung der Stimme heiser wird, der sollte zu Arum greifen. Typisch ist dies bei Rednern und Sängern, kann aber auch nach einem Fest oder Konzert auftreten, bei dem man viel und laut geredet oder heftig mitgesungen hat. Oft sind auch die Lippen aufgesprungen oder die Mundwinkel rissig. Typisch: ständiges Zupfen an der wunden Lippe, bis sie blutet.

Dosierung: stündlich 5 Globuli, bei Besserung reduzieren auf dreimal täglich eine Gabe

Husten

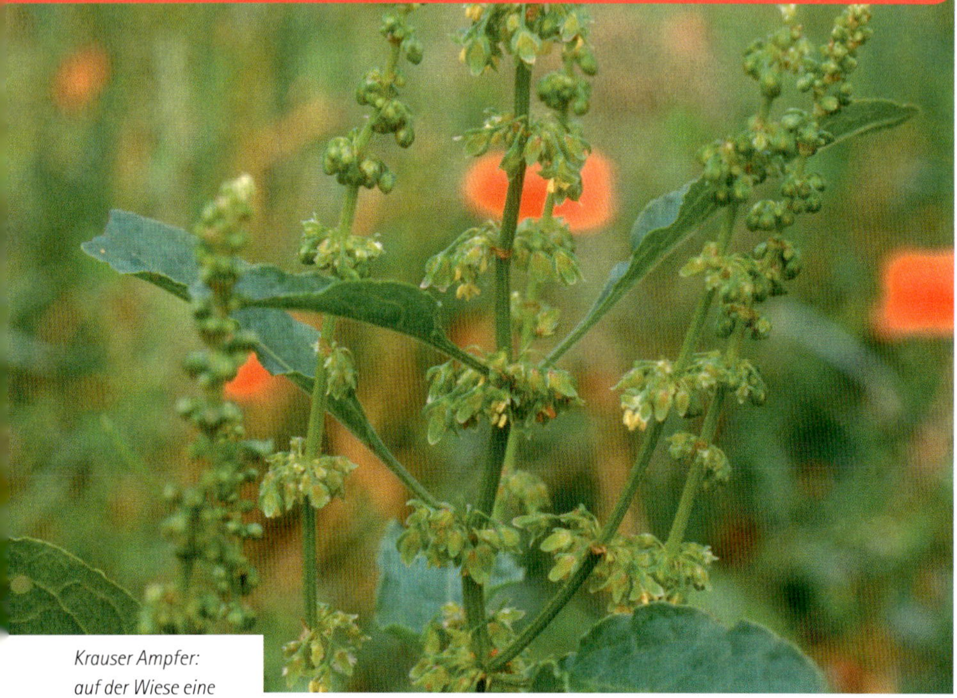

Krauser Ampfer: auf der Wiese eine Augenweide, in der Homöopathie ein Hustenmittel

Husten ist ausgesprochen lästig und quälend. Häufig stört er die Nachtruhe, und meist kostet er viel Kraft. Husten zeigt eine Erkrankung der unteren Atemwege und der Bronchien an. Grundsätzlich unterscheidet man zwischen einem trockenen und einem verschleimten Husten. Da Husten häufig bei einer fiebrigen Erkältung auftritt, sind auch dort einige Mittel beschrieben. Drei Fragen führen Sie zum richtigen Mittel:

1. Welche Beschwerden haben Sie oder Ihr Kind, zum Beispiel krampfartige Hustenstöße oder ständigen Hustenreiz?
2. Welche Begleitsymptome haben Sie, zum Beispiel Brechreiz?
3. Was verbessert oder verschlechtert den Husten, zum Beispiel Wärme oder Einatmen von kalter Luft?

Belladonna D6 (Tollkirsche)

Belladonna ist ein großes Fieber- und Entzündungsmittel, das beim grippalen Infekt häufig eingesetzt wird (siehe vorheriges Kapitel). Wenn der Husten heftig beginnt, trocken und krampfartig herausbricht und Hals und Rachen rot und entzündlich gereizt sind, ist Belladonna angezeigt. Kurze, harte „bellende" Hustenstöße sind typisch. Oft kommen Halsschmerzen, trockene Schleimhäute, pochende Ohrenschmerzen und Fieber hinzu. Dann ist das Gesicht hochrot und heiß, die Haut verschwitzt.

Dosierung: stündlich 5 Globuli bis zur Besserung, dann dreimal täglich 5 Globuli

Bryonia D6 (Zaun- oder Gichtrübe)

Bryonia ist das Hauptmittel bei trockenem, harten und sehr schmerzhaften Husten – oft in Verbindung mit einem fieberhaften Infekt („Grippehusten"). Alle Schleimhäute sind trocken. Husten, aber auch tiefes Einatmen löst stechende Brustschmerzen aus, sodass der Patient beim Husten vor Schmerzen den Brustkorb festhält. Auffallend ist der große Durst auf kaltes Wasser. Beim Betreten eines warmen Zimmers, durch Bewegung, Sprechen oder Essen wird der Husten schlimmer.

Bryonia: „Wenn ich ins warme Zimmer komme, beginnt gleich wieder dieser trockene Reizhusten. Jeder Hustenstoß tut mir sehr weh."

Dosierung: anfangs stündlich 5 Globuli, bei Besserung reduzieren auf dreimal täglich

Rumex D6 (Krauser Ampfer)

Wenn nach Schnupfen ein trockener anhaltender Kitzelhusten mit ständigem Hustenreiz auftritt, ist Rumex angezeigt. Schon tiefes Einatmen und Sprechen können den Hustenreiz auslösen. Nachts wird es schlimmer. Der Betroffene reagiert

Rumex: „Wenn ich kalte Luft einatme, löst dies gleich wieder neue Hustenstöße aus. Die machen mich richtig fertig."

außergewöhnlich empfindlich, wenn er in kalte Luft kommt und zieht sich daher gerne warm an. Im Warmen geht es ihm besser.

Dosierung: anfangs stündlich 5 Globuli, bei Besserung reduzieren auf dreimal täglich

Drosera: „Die Hustenanfälle folgen so schnell aufeinander, dass mein Kind kaum noch Luft bekommt und anfängt zu würgen. So ging das die ganze letzte Nacht."

Drosera D6 (Sonnentau)

Die krampfartigen Hustenanfälle, die dem Keuchhusten ähneln können, kommen so kurz hintereinander und sind so heftig, dass der Kranke kaum noch Luft holen kann und meint zu ersticken. Sein Kopf ist ganz rot. Die Hustenanfälle können bis zum Brechwürgen führen, oft lösen sie Nasenbluten aus. Nachts, beim Sprechen und im warmen Zimmer wird alles noch schlimmer. Auch im Liegen werden die Hustenattacken schlimmer. Im Freien und tagsüber bessert sich der Husten.

Dosierung: anfangs stündlich 5 Globuli, bei Besserung reduzieren auf dreimal täglich

Ipecacuanha D6 (Brechwurz)

Dieses Mittel hat einen starken Bezug zu Übelkeit und Erbrechen. Wenn ein krampfartiger Husten mit Atemnot, Übelkeit, Würgereiz und Brechneigung einhergeht, kann Ipecacuanha helfen. Die Bronchien sitzen voll von zähem Schleim, der sich nicht abhusten lässt. Der Schleim ist so zäh, dass der Kranke würgen muss. Erbrechen erleichtert die Plage aber nicht. Nachts werden Husten und Brechneigung noch schlimmer.

Dosierung: anfangs stündlich 5 Globuli, bei Besserung reduzieren auf dreimal täglich

Kreislaufschwäche und niedriger Blutdruck

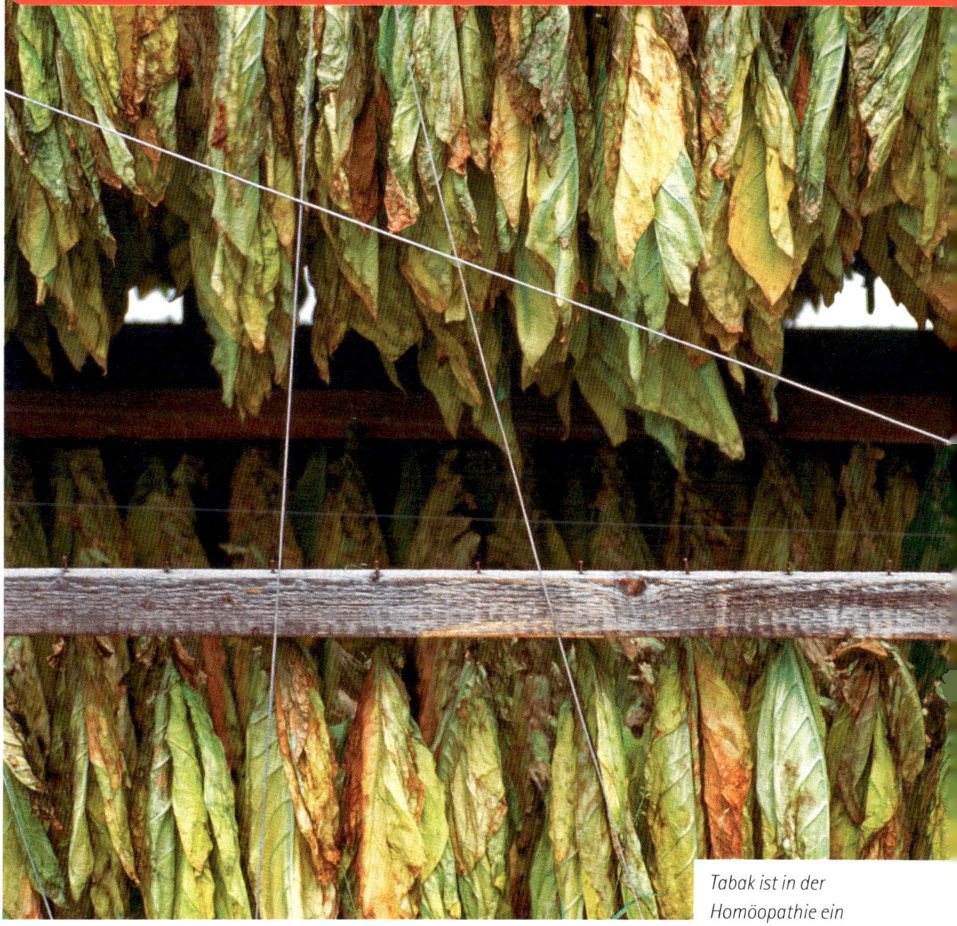

Tabak ist in der Homöopathie ein wichtiges Akutmittel bei Kreislaufproblemen infolge stickiger Luft oder Abgasen.

Viele junge Menschen, vor allem Frauen, haben einen labilen Kreislauf und niedrigen Blutdruck. Dies ist eigentlich keine Krankheit, kann aber Beschwerden auslösen wie Schwindelgefühle, Augenflimmern oder Schwarzwerden vor den Augen, zum Beispiel wenn man länger stehen muss oder morgens rasch aus dem Bett springt. Auch kalte Hände und Füße und häufige Müdigkeit sind Kennzeichen für einen niedrigen Blutdruck.

Ein Arzt sollte abklären, dass diesen Beschwerden keine ernsthafte Erkrankung zugrunde liegt. Dann kann die Homöopathie gut helfen. Drei Fragen führen Sie zum richtigen Mittel:

1. Welche Beschwerden haben Sie, zum Beispiel akute Ohnmachtneigung mit Schwindel und kaltem Schweiß?
2. Was war der Auslöser, zum Beispiel langes Stehen oder Aufenthalt in schlecht gelüfteten, stickigen Räumen?
3. Wie fühlen Sie sich?

Veratrum album D6 (Weißer Germer)

Der Klassiker bei akuter Kreislaufschwäche, die bis zur Ohnmacht gehen kann, ist Veratrum album. Kalter Schweiß auf der Stirn, heftiges Herzklopfen und Schwindel kündigen die drohende Ohnmacht an. Der Betroffene ist blass und friert. Am besten rasch hinlegen und die Beine erhöht lagern!

Veratrum album hilft auch Menschen, die vor lauter Angst schier umkippen, wenn der Arzt ihnen eine Spritze verabreichen will.

Dosierung: akut 2 bis 3 Globuli im Abstand weniger Minuten auf die Zunge geben (oder Unterlippe etwas vorziehen und auf die Mundschleimhaut legen); die Wirkung muss rasch eintreten

Tabacum: „Bei der Party haben viele Gäste geraucht. Jetzt ist mir ganz schwindelig und total übel."

Tabacum D6 (Tabak)

Ein wichtiges Akutmittel bei Kreislaufproblemen, die durch Wärme und Hitze, schlechte Luft oder überheizte Räume entsteht, ist Tabacum. Der Betroffene fühlt sich schwach, schwindelig und sehr elend. Ihm ist sehr übel, oft muss er würgen oder erbrechen. Auch Passivrauchen oder die Abgase von Auto oder Flugzeug können die Übelkeit und Schwäche auslösen. Es ist leicht verständlich, dass frische Luft und Ruhe die Symptome bessern.

Dosierung: akut zwei- bis dreimal alle Viertelstunde 5 Globuli, bei Besserung schnell reduzieren oder absetzen

Haplopappus D3 (Bailahuenkraut)

Dieses Mittel ist relativ neu in der Homöopathie und wirkt organotrop auf das Herz-Kreislauf-System. Es hat sich sehr bewährt bei Menschen, die sich wegen ihres niedrigen Blutdrucks rasch erschöpft, matt und müde fühlen. Bei längerem Stehen wird ihnen leicht schwarz vor Augen. Auch Schwindel, Kopfweh und Herzunruhe können auftreten. Wer unter Frühjahrsmüdigkeit leidet, sollte Haplopappus ausprobieren.

Haplopappus: „Im Frühling bin ich immer so erschöpft und schlapp und komme gar nicht in die Gänge."

Dosierung: dreimal täglich 5 Globuli über drei Wochen, dann eine Woche Pause, Zyklus wiederholen

Magen-Darm-Probleme: Übelkeit und Erbrechen, Durchfall, Sodbrennen

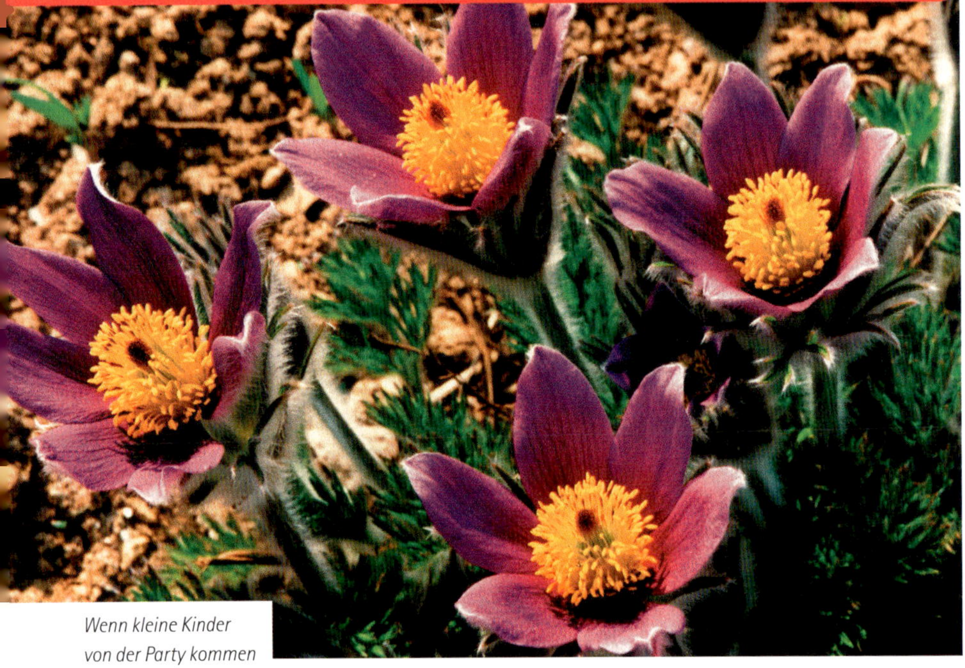

Wenn kleine Kinder von der Party kommen und Durchfall bekommen, hilft Pulsatilla D6.

„Das schlägt mir auf den Magen", sagt der Volksmund und meint damit Magenbeschwerden nach zu viel Ärger, Aufregung oder Wut. Auch Angst, Enttäuschung und Kummer können Magen und Darm belasten. Viele Kinder und Erwachsene reagieren dann mit Magenschmerzen, Übelkeit oder Durchfall. Mitunter haben diese Beschwerden aber auch handfeste Ursachen: zu viel oder zu fettes Essen, zu viel Alkohol oder verdorbene Speisen.

Bei plötzlichen, sehr heftigen Bauchschmerzen, hohem Fieber, Wechsel von Durchfall und Verstopfung oder Blut im Stuhl oder im Erbrochenen müssen Sie immer einen Arzt aufsuchen. Das gilt auch, wenn Babys und Kleinkinder oder alte Menschen heftigen Durchfall oder Erbrechen bekommen.

Bei leichteren Beschwerden kann die Homöopathie gut helfen. Drei Fragen führen Sie zum richtigen Mittel:

1. Welche Beschwerden haben Sie oder Ihr Kind, zum Beispiel Übelkeit mit Durchfall oder krampfartige Bauchschmerzen?
2. Was war der Auslöser, zum Beispiel fette Speisen oder Durcheinanderessen?
3. Wie fühlen Sie oder Ihr Kind sich?

Pulsatilla D6 (Küchenschelle)

Dieses Mittel hat sich sehr bewährt, wenn Kinder von einer Kinderparty mit Bauchschmerzen nach Hause kommen und Brechdurchfall bekommen. Der Auslöser ist schnell klar: Sie haben viel durcheinander gegessen, denn es gab kalte Getränke, Eis, wässrige Früchte und fette Süßspeisen. Die Durchfälle sind wässrig und geruchlos, manchmal wechseln auch Verstopfung und Durchfall. Die Zunge ist belegt und „pappig", der kleine Patient hat aber keinen Durst. Natürlich hilft Pulsatilla auch Erwachsenen, die Magenprobleme nach Durcheinanderessen bekommen.

Pulsatilla: „Mein Kind hat um die Wette Eis und Kuchen gegessen und jetzt liegt es mit Brechdurchfall im Bett."

Dosierung: anfangs stündlich 5 (Kleinkinder: 3) Globuli, bei Besserung reduzieren auf dreimal täglich eine Gabe

Chamomilla D6 (Kamille)

Ebenfalls sehr bewährt ist Chamomilla. Blähungskoliken mit schneidenden Schmerzen, saures Erbrechen und wässrig grünschleimige Durchfälle plagen das Kind. Die säuerlichen Durchfälle können den After wund machen. Oft treten die Durchfälle in Zusammenhang mit Zahnungsbeschwerden auf. Abends und nachts wird alles schlimmer; eine Wärmflasche tut gut. Die Kinder sind auffallend unleidig, quengelig, zornig und schreien

Chamomilla: „Bei jedem Zähnchen bekommt unser Kind Durchfall und Bauchkrämpfe. Wir können es dann kaum beruhigen."

viel, auch nachts. Alle Beschwerden scheinen unerträglich zu sein. Auch Herumtragen kann sie nur kurzzeitig beruhigen.

Dosierung: anfangs stündlich 1 Globulus (Kleinkinder 3 Globuli), bei Besserung reduzieren auf dreimal täglich eine Gabe

Colocynthis: „Erst wenn ich mich zusammenkrümme und eine Wärmflasche auflege, werden die Bauchkrämpfe besser."

Colocynthis D6 (Koloquinte)

Kolikartige Bauchschmerzen und Krämpfe quälen den Kranken. Krümmt er sich zusammen, wird es leichter. Babys ziehen daher die Beinchen an den Leib. Heftige wässrige Durchfälle, Übelkeit und Brechreiz können dazukommen, ebenso Aufstoßen, Abgang von Winden, Blähungen und Kollern im Magen.

Dosierung: anfangs stündlich 5 (Säuglinge 1, Kleinkinder 3) Globuli, bei Besserung reduzieren auf dreimal täglich eine Gabe

Veratrum album D6 (Weiße Nieswurz)

Wenn Durchfall und Erbrechen mit großem Schwächegefühl und Kreislaufproblemen einhergehen, ist Veratrum album angezeigt. Manchmal ist der Kreislauf so geschwächt, dass die Menschen (fast) ohnmächtig werden. Das Mittel hat sich bewährt bei schwallartigen wässrigen Durchfällen mit Kollapsneigung, oft bei heißem Wetter. Die Betroffenen haben viel Durst.

Vorsicht: Starker Durchfall kann den Körper stark austrocknen. Das kann für Säuglinge und kleine Kinder sowie alte Menschen lebensgefährlich sein. Diese sollten bei Durchfall unbedingt einem Arzt vorgestellt werden. Unerlässlich ist es, ausreichend Wasser und Elektrolyte zu trinken, um die Verluste durch den Durchfall auszugleichen; dafür gibt es spezielle Präparate in der

Apotheke. Die früher oft empfohlene Gabe von Coca-Cola und Salzstangen kann die verlorenen Salze nicht ausgleichen.

Dosierung: akut stündlich 5 Globuli, bei Besserung reduzieren auf dreimal täglich eine Gabe

Okoubaka D3

Wenn verdorbene Nahrungsmittel Magen-Darm-Probleme auslösen, ist Okoubaka angezeigt. Bauchweh, Darmkrämpfe, Blähungen und häufiger Durchfall schwächen den Menschen. Bei heftigen Beschwerden zum Arzt gehen! Auch wenn nach einer Magen-Darm-Verstimmung Beschwerden wie Abgeschlagenheit, Völlegefühl, Sodbrennen und Verdauungsprobleme zurückbleiben, hilft das Mittel.

Okoubaka: „Die Wurst, die ich gegessen habe, war nicht mehr ganz frisch. Jetzt ist mir schlecht und ich habe Durchfall."

Dosierung: akut stündlich 5 Globuli, bei Besserung reduzieren auf dreimal täglich eine Gabe

➜ **Tipp:** *Wenn akuter Brechdurchfall zu Kreislaufproblemen und großer Schwäche führt, kann man Veratrum album D6 im Wechsel einnehmen mit Okoubaka D3.*

Ipecacuanha D6 (Brechwurz)

Anhaltender starker Brechreiz und Erbrechen auch bei leerem Magen stehen im Vordergrund der Magen-Darm-Probleme. Die Übelkeit wird trotz des Erbrechens nicht besser, der Betroffene fühlt sich schwach und elend. Fettes Essen, Kuchen, Obst und Eis können den Brechreiz ausgelöst haben. Ipecacuanha hilft auch, wenn Hustenanfälle so heftig sind, dass sie Brechreiz auslösen.

Ipecacuanha: „Ständig ist mir übel und ich habe das Gefühl, dass ich brechen muss. Wenn es dann hoch kommt, geht es mir aber auch nicht besser."

Dosierung: akut stündlich 5 Globuli, bei Besserung reduzieren auf dreimal täglich eine Gabe

Nux vomica D12 (Brechnuss)

Sodbrennen, Bauchkrämpfe, Blähungen, Übelkeit und morgendliches Erbrechen sind die typische Folge eines „verdorbenen" Magens, nach zu viel Essen, Alkohol und Rauchen. Auch Ärger, Zorn und berufliche Überlastung können diese Beschwerden auslösen. Obwohl Kaffee, Tabak, Alkohol und stark gewürzte Speisen die Magenbeschwerden verschlimmern, will der Betroffene darauf nicht verzichten. Menschen, die auf Nux vomica gut ansprechen, sind häufig gereizt, aufbrausend und cholerisch. Das Mittel hat einen starken Bezug zu diesem Persönlichkeitstyp.

Dosierung: bei akuten Beschwerden zweistündlich 5 Globuli, bei baldiger Besserung reduzieren auf zweimal täglich eine Gabe

Iris versicolor D6 (Schwertlilie)

Starke Säurebeschwerden plagen den Menschen. Er leidet an saurem Aufstoßen und Mundgeruch, Sodbrennen, Magendrücken und Blähungen. Manchmal muss er sauren Mageninhalt erbrechen. Selbst der Stuhlgang ist saurer und reizt die Schleimhaut am After. Kopfschmerzen oder Migräne und Augenflimmern treten typischerweise dann auf, wenn der Mensch sich entspannen will. Eigentlich ist der ganze Mensch „sauer".

Iris eignet sich auch zur Behandlung von Säurebeschwerden in der Schwangerschaft. Die Frau leidet an Übelkeit mit starkem Sodbrennen, saurem Aufstoßen oder Erbrechen und oftmals auch einem brennenden Gefühl im Magen.

Dosierung: anfangs stündlich 5 Globuli, bei Besserung reduzieren auf dreimal täglich

Übelkeit und Angst auf Reisen

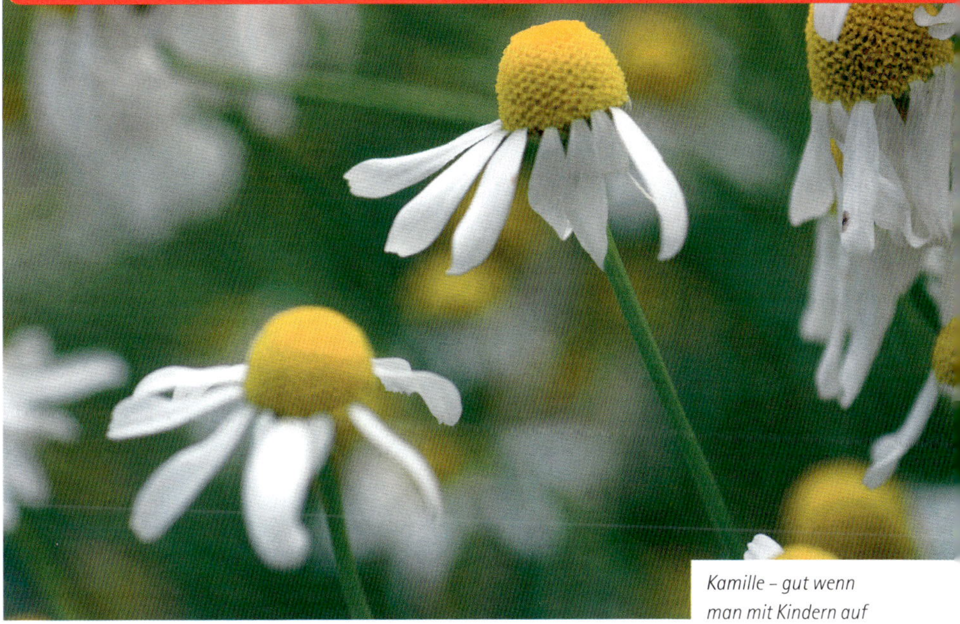

Kamille – gut wenn man mit Kindern auf Reisen ist

„Urlaub ist die schönste Zeit", heißt es oft. Viele junge Familien lieben Ausflüge und Fernreisen. Allerdings wird vielen Kindern und auch Erwachsenen beim Autofahren oder auf dem Schiff übel. Andere quält die Angst vor einer Flugreise so sehr, dass sie sich nicht mehr auf den Urlaub freuen können. Homöopathische Mittel lindern diese Qualen. Wer aus Erfahrung weiß, dass er oder sein Kind die Reise im Auto, Flugzeug oder auf dem Schiff nicht verträgt, der kann mit Homöopathika auch vorbeugen. Drei Fragen führen Sie zum richtigen Mittel:

1. Welche Beschwerden haben Sie oder Ihr Kind, zum Beispiel Übelkeit mit Erbrechen oder panische Angst?
2. Was verbessert oder verschlechtert die Beschwerden?
3. Wann genau treten die Beschwerden auf, zum Beispiel beim Starten oder Landen des Flugzeugs?

Cocculus: „Mir wird schon schwindelig, wenn ich das schaukelnde Boot nur sehe."

Cocculus D6 (Kockelskörner)

Bei Autofahrten, Zugreisen oder auf dem Schiff wird vielen Menschen schlecht, gerade wenn sie übermüdet oder gestresst sind. Übelkeit, Schwindelgefühl und Gliederzittern sind typisch; das Erbrochene kommt im Schwall heraus. Essen verschlechtert die Beschwerden. Da das gestörte Gleichgewichtsorgan die Übelkeit auslöst, wird in Ruhe alles besser. Cocculus eignet sich gut für Kinder und Erwachsene, denen schon beim Anblick eines Karussells schwindelig und übel wird.

Tabacum D12 (Tabak)

Bei Reisen mit heftiger Bewegung, zum Beispiel auf dem Schiff oder im Flugzeug, kommt es zu starker Übelkeit und Erbrechen. Der Schweiß steht auf der Stirn, der Kreislauf ist labil. Schlechte Luft und überhitzte Räume verschlimmern die Beschwerden. Viele Betroffene fühlen sich schwindelig und „sterbenselend" und haben ein großes Bedürfnis nach frischer Luft.

Dosierung für beide Mittel: Bei akuten Beschwerden halbstündlich 5 Globuli (Kinder: 3), bei Besserung absetzen; zur Vorbeugung: ab drei Tage vor Reiseantritt dreimal täglich eine Gabe

Petroleum: „Meinem Kind wird beim Autofahren schlecht, aber es möchte trotzdem immer etwas essen."

Petroleum D12 (Steinöl)

Im fahrenden Auto und in Stop-and-go-Situationen, beispielsweise im Stau, wird dem Betroffenen schlecht. Auch der Benzingeruch an der Tankstelle löst Würgen und Erbrechen aus. Trotz der Übelkeit hat er Appetit, und Essen bessert die Übelkeit sogar.

Dosierung: stündlich 5 (Kinder 3) Globuli bis zur Besserung; erste Gabe eine Stunde vor Reiseantritt

Argentum nitricum D12 (Silbernitrat)

Wer vor besonderen Ereignissen, zum Beispiel einer Flugreise, große Angst hat, dem hilft Argentum nitricum. Die Reiseangst stellt sich schon vor dem Flughafen ein und schlägt auf Blase und Darm, der Betroffene muss ständig zur Toilette. Er fühlt sich schwach und schwindelig vor Angst. Wärme, Stress und vor allem Süßigkeiten machen alles noch schlimmer.

Argentum nitricum: „Wenn ich den Flughafen sehe, werde ich nervös und bekomme Angst. Dann muss ich schnell zur Toilette."

Dosierung: zweimal täglich eine Gabe

Aconitum D12 (Sturmhut)

Aconitum ist ein bewährtes Mittel bei plötzlicher panischer Angst, bei der das Herz wild klopft und jagt. Wer Panik bekommt, wenn das Flugzeug die Türen schließt, zur Startbahn rollt und abhebt, der sollte Aconitum dabei haben.

Aconitum: „Wenn sich die Türen des Flugzeugs schließen, bekomme ich wahnsinnige Angst und mein Herz rast."

Dosierung: eine Stunde vor der Reise und im Flugzeug einmal 5 Globuli

Borax D6 (Natriumtetraborat)

Wenn Abwärtsbewegungen Angst und Übelkeit auslösen, ist Borax angezeigt. Dies kann zum Beispiel beim Landeanflug eines Flugzeugs sein, bei Talfahrten im Skilift oder bei Liftfahrten ins Erdgeschoss. Die Angst ist immer kombiniert mit Schwindel. Es gibt auch Kinder, die schreien, wenn die Mutter sie vom Arm nimmt und rasch ins Bett legt oder auf den Boden setzt, weil ihnen dabei übel wird.

Borax: „Wenn das Flugzeug zur Landung ansetzt, wird mir jedes Mal schwindelig vor lauter Angst."

Dosierung: halbstündlich 5 (Kinder 3) Globuli, bei Besserung absetzen

Chamomilla D12 (Kamille)

Wer eine lange Zugfahrt mit einem quengeligen Kind vor sich hat, der weiß Chamomilla zu schätzen. Das Kind ist unleidig, zornig und einfach unausstehlich. Ständig will es etwas anders, nichts können die Eltern ihm recht machen. Kein Spielzeug, kein Bilderbuch und kein Geschichte besänftigen das Kind länger als ein paar Minuten. Dann droht der nächste Wutanfall.

Dosierung: zwei- bis dreimal täglich 3 Globuli, einige Tage vor der Reise beginnen

Okoubaka D3

Dies ist ein klassisches Reisemittel, wenn Klimaveränderung und Ernährungsumstellung, zum Beispiel bei Fernreisen, oder verdorbene Nahrungsmittel auf den Magen schlagen. Es kommt zu Übelkeit und Erbrechen sowie häufigen Durchfällen. Nach einer Magen-Darm-Verstimmung hilft Okoubaka bei der Entgiftung.

Dieses Mittel kann man auch vorbeugend einsetzen zur Stabilisierung des Magen-Darm-Milieus, beispielsweise vor einer Fernreise mit ungewohnter Kost. Auch wenn in Kindergarten oder Schule eine Durchfallerkrankung („Darmgrippe") die Runde macht, das Kind aber noch gesund ist, ist Okoubaka hilfreich. Am besten ist es natürlich, wenn das Kind zu Hause bleiben kann, bis die Darmgrippe abgeklungen ist.

Dosierung: anfangs stündlich 5 (Kinder: 3) Globuli, dann reduzieren auf dreimal täglich eine Gabe; zur Vorbeugung einmal täglich 5 Globuli, einige Tage vor der Reise beginnen

Akute Harnblasenentzündung

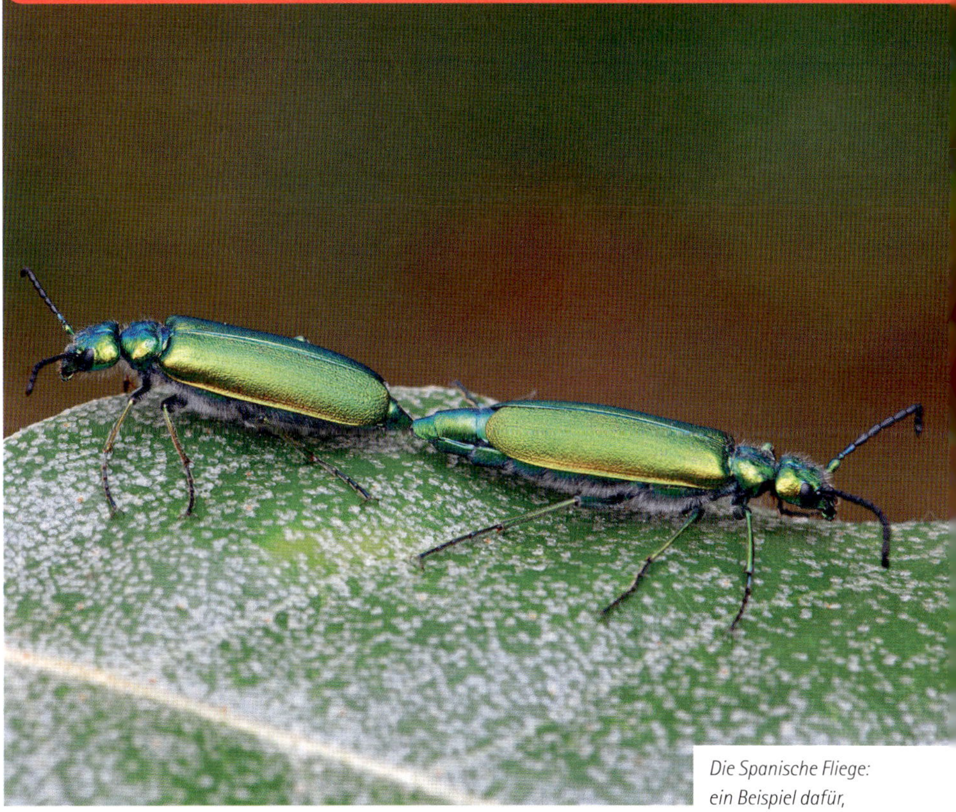

Die Spanische Fliege: ein Beispiel dafür, dass in der Homöopathie nicht nur Pflanzen verarbeitet werden.

Vor allem Mädchen und Frauen werden häufiger von Blasenentzündungen geplagt, die sich mit häufigem Harndrang und Brennen beim Wasserlassen ankündigen. Jetzt ist es wichtig, viel zu trinken, am besten Wasser oder Kräutertees, um die Harnwege gut zu spülen. Werden die Harnwegsinfekte verschleppt, droht eine Nierenbeckenentzündung. Daher muss die Frau den Arzt aufsuchen, wenn die Blasenentzündung sehr schmerzhaft oder der Urin blutig ist oder Schmerzen in der Nierengegend auftreten. Kinder und Männer sollten bei Harnwegsinfekten immer sofort zum Arzt.

Bei milden Beschwerden und zur Überbrückung bis zum Arzttermin kann die Homöopathie helfen. Drei Fragen führen Sie zum richtigen Mittel:

1. Welche Beschwerden haben Sie, zum Beispiel heftiges Brennen beim Wasserlassen?
2. Was war der Auslöser, zum Beispiel eine Unterkühlung?
3. Was verbessert oder verschlechtert die Beschwerden, zum Beispiel Zusammenkrümmen oder Wärme?

Cantharis: „Das Wasserlassen brennt furchtbar."

Cantharis D6 (Spanische Fliege)

Sehr starke Schmerzen und heftiges Brennen vor, während und nach dem Wasserlassen sind typische Zeichen für Cantharis. Der Harndrang ist zwar stark, aber es kommen immer nur ein paar Tropfen. Trinken, vor allem Kaffee und Wasser, macht alles noch schlimmer. Die Arznei wirkt sehr rasch.

Dosierung: bei den ersten Anzeichen des Harnwegsinfekts beginnen mit stündlich 5 Globuli, dann reduzieren auf dreimal täglich eine Gabe

Colocynthis D6 (Koloquinte)

Starke, heftig stechende, kolikartige Schmerzen sind mit starkem Harndrang und häufigem Wasserlassen verbunden. Der Urin riecht stark. Wärme, Zusammenkrümmen und Gegendruck, zum Beispiel mit der Faust auf den Unterleib, erleichtern die Beschwerden.

Dosierung: anfangs stündlich 5 Globuli, bei Besserung reduzieren auf dreimal täglich eine Gabe

Dulcamara D6 (Bittersüßer Nachtschatten)

Ist die Blasenentzündung infolge einer Unterkühlung oder Durchnässung aufgetreten, ist Dulcamara das klassische Mittel. Auch ein Wetterwechsel von warm zu kalt, zum Beispiel von heißen Tagen und kühlen Nächten, kann die Beschwerden auslösen. Beim häufigen Wasserlassen geht trüb-schleimiger Urin ab; das Wasserlassen selbst ist schmerzhaft. Auch die Nieren können empfindlich sein. Alles bessert sich durch Wärme; so sind Wärmflasche und ein warmes Bett sehr wohltuend.

Dulcamara: „Beim Wandern hat uns der Regen überrascht, ich war völlig durchnässt und jetzt muss ich dauernd zur Toilette."

Wer aus Erfahrung weiß, dass seine Blase empfindlich auf Kälte reagiert, sollte auf Wanderungen oder für den Besuch im Straßencafé ein Sitzkissen mitnehmen.

Dosierung: anfangs stündlich 5 Globuli, bei Besserung reduzieren auf dreimal täglich

Pulsatilla D6 und D12 (Wiesenküchenschelle)

Auch Pulsatilla wird bei akuter Blasenentzündung infolge von Nässe und Kälte eingesetzt. Das Mittel eignet sich vor allem für Frauen, die wissen, dass ihre Blase empfindlich ist. Sie kennen die krampfartigen Schmerzen im Unterleib, die bis in die Oberschenkel ausstrahlen können. Häufiger Harndrang und Schleim im Urin sind ebenfalls typisch. Vielfach haben die Frauen auch ein Problem, beim Husten oder beim Sport den Urin zu halten („Blasenschwäche"). Oft wechselt ihre Stimmung rasch: Die Frau ist weinerlich oder reizbar. Trost und Zuspruch erleichtern die Beschwerden.

Pulsatilla: „Beim Picknick saßen wir auf kalten Steinen, und dabei habe ich mir wieder einmal die Blase verkühlt."

Dosierung: bei akuter Blasenentzündung anfangs stündlich 5 Globuli Pulsatilla D6, bei Besserung reduzieren auf dreimal täglich; bei Blasenschwäche drei Wochen lang zweimal täglich Pulsatilla D12, dann eine Woche Pause; Zyklus mehrmals wiederholen

Staphisagria: „In den Flitterwochen hatten wir es richtig schön. Aber dann bekam ich diese Blasenreizung und fühlte mich ganz wund an der Scheide."

Staphisagria D6 (Stephanskraut)

Gerade bei jungen Frauen und in den Flitterwochen kann eine Blasenreizung nach zu heftigem oder häufigem Sex auftreten. Man spricht dann auch von „Honeymoon-Zystitis". Die Scheide fühlt sich an wie aufgeschabt, und auch das Wasserlassen schmerzt. Ärger und Kummer machen alles noch schlimmer, in Ruhe bessern sich die Beschwerden.

Dosierung: dreimal täglich 5 Globuli

Solidago D3 (Goldrute)

Zur Nachbehandlung einer Blasenentzündung eignet sich Solidago, wenn der Infekt schon fast abgeklungen ist, aber noch häufiger Harndrang besteht. Wer in kurzer Zeit mehrere Harnwegsinfekte nacheinander hatte, kann das Mittel als Kur einnehmen.

Dosierung: drei Wochen lang dreimal täglich 5 Globuli, dann eine Woche Pause und noch mal drei Wochen dreimal täglich eine Gabe

Beschwerden rund um die Regelblutung

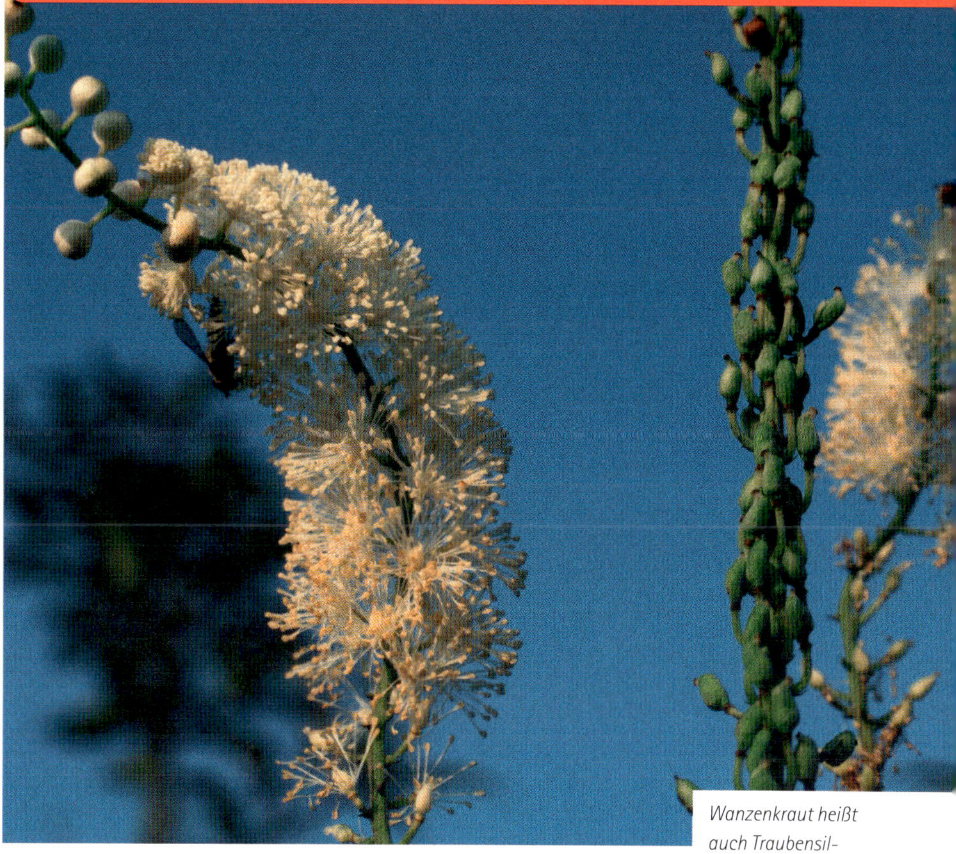

Wanzenkraut heißt auch Traubensilberkerze und ist als Naturheilmittel wie auch in der Homöopathie bei Problemen mit der Monatsblutung wirksam.

Die Tage vor und während der Monatsblutung sind eine besondere Zeit für die meisten Frauen. Viele haben Probleme rund um die Regelblutung. Die Brüste schwellen an und spannen, die Frau fühlt sich aufgedunsen und nimmt vielleicht tatsächlich an Gewicht zu. Kopfschmerzen, leichte Übelkeit, Rücken- und Bauchschmerzen kommen hinzu. Ihr Seelenzustand ist labil: Sie fühlen sich erschöpft, müde oder gereizt. Treten diese Beschwerden schon in den „Tagen vor den Tagen“ auf, spricht man vom „prämenstruellen Syndrom“, kurz PMS.

Wichtig ist es, dass Sie solche Beschwerden mit Ihrem Arzt oder Ihrer Ärztin abklären, bevor Sie mit einer Selbstbehandlung beginnen. Das gilt auch bei schmerzhafter Regelblutung oder Störungen im weiblichen Zyklus. Ist die Blutung zu stark, zu schwach, reißend, ziehend oder erscheint Ihnen einfach unerträglich, können homöopathische Mittel gut helfen. Drei Fragen führen Sie zum richtigen Mittel:

1. Wo und welche Beschwerden haben Sie, zum Beispiel starke Stimmungsschwankungen oder Brustspannen vor der Periode?
2. Wie verläuft die Blutung, zum Beispiel kolikartig oder mit pulsierenden Schmerzen?
3. Wie fühlen Sie sich?

Chamomilla: „Ich kann die Schmerzen einfach nicht ertragen."

Chamomilla D 6 und D12 (Kamille)

Chamomilla ist nicht nur ein sehr bewährtes Kindermittel, sondern auch ein Mittel für Frauen. Darauf weist der botanische Name „Matricaria chamomilla" hin, der sich vom Lateinischen „mater" für „Mutter" ableitet. Chamomilla kann sowohl bei PMS als auch bei schmerzhafter Regelblutung eingesetzt werden.

Typisch: Die Frau kann die Beschwerden kaum aushalten; viele sagen direkt, dass sie alles unerträglich finden. Vor der Regelblutung ist sie unruhig, schlecht gelaunt, reizbar, sehr schmerzempfindlich und findet kaum Linderung. Oft findet ihre Familie sie „zickig". Die Monatsblutung ist kolikartig, manche Frauen empfinden wehenartige Schmerzen. Die Blutung ist dunkel. Möglicherweise kommen Blähungen und saures Erbrechen hinzu. Wärme bessert.

Dosierung: Bei PMS vom 14. bis zum 28. Zyklustag zweimal täglich 5 Globuli Chamomilla D12, dann stoppen und beim nächsten Zyklus wiederholen. Bei schmerzhafter Blutung anfangs stündlich 5 Globuli Chamomilla D6, bei Besserung reduzieren auf drei- bis viermal täglich eine Gabe

Pulsatilla D12 und D6 (Küchenschelle)

Pulsatilla ist ein sehr bewährtes Mittel für Frauen, die vor und während der Monatsblutung an starken Stimmungsschwankungen leiden, anschmiegsam, empfindlich und weinerlich sind und viel Trost brauchen. Vor der Blutung sind die Brüste oft geschwollen und schmerzempfindlich.

Pulsatilla: „Alles wechselt, mein körperliches ebenso wie mein seelisches Befinden."

Typisch: Alles wechselt, das körperliche ebenso wie das seelische Befinden. Keine Blutung gleicht der anderen, mal ist sie zu schwach, mal zu stark, mal schmerzhaft, mal erträglich, mal blutet die Nase stattdessen. Oft kommt die Monatsblutung unregelmäßig. Auch der Ort der Beschwerden wechselt immer wieder. In Bewegung und an der frischen Luft wird es besser, obwohl die Frau schnell friert.

Pulsatilla eignet sich auch, wenn die Blutung nach Absetzen der Pille zunächst ausbleibt oder der Zyklus unregelmäßig ist. Bewährt ist es in der Pubertät, wenn das Mädchen an starken Stimmungsschwankungen leidet.

Dosierung: Bei PMS vom 14. bis zum 28. Zyklustag zweimal täglich 5 Globuli Pulsatilla D12. Bei schmerzhafter Blutung anfangs stündlich 5 Globuli Pulsatilla D6, bei Besserung reduzieren auf drei- viermal täglich eine Gabe

Cimicifuga D6 (Wanzenkraut)

Leidet die Frau vor der Monatsblutung vor allem unter Schmerzen in Kopf, Nacken und Schultern, ist nervös und zappelig, kann Cimicifuga helfen. Oft ist ihre Stimmung gedrückt, sie kann aber auch schnell übergehen in Unruhe und Redseligkeit.

Diese unterschiedlichen Stimmungen sind typisch für Cimicifuga. Kreislaufstörungen und krampfartige Schmerzen im Unterbauch können hinzukommen. Die Periodenblutung kommt zu früh oder unregelmäßig.

Dosierung: Bei PMS vom 14. bis zum 28. Zyklustag dreimal täglich 5 Globuli; bei akuten Beschwerden dreimal täglich 5 Globuli

Lac caninum: „Wenn die Blutung näher rückt, schwellen meine Brüste stark an."

Lac caninum D12 (Milch der Hündin)

Eine besondere Beziehung zur Brustdrüse hat das Mittel Lac caninum. Es hilft bei Brustschmerzen beim Näherkommen der Periodenblutung, im Wochenbett und in der Stillzeit. Die Brüste sind schmerzhaft und sehr berühungsempfindlich. Mit Beginn der Periodenblutung wird es besser.

Dosierung: Bei PMS vom 14. bis zum 28. Zyklustag zweimal täglich 5 Globuli

Colocynthis: „Wenn ich mich zusammenkrümme, werden die Unterleibskrämpfe besser."

Colocynthis D6 und D12 (Koloquinthe)

Colocynthis ist ein bewährtes Mittel bei Bauch- und Unterleibskrämpfen, auch zusammen mit Blähungen und Durchfall. Die Frau krümmt sich zusammen wegen der stechenden kolikartigen Schmerzen vor und während der Periodenblutung. Fester Druck auf den Bauch, zum Beispiel mit der Faust oder durch Bauchlage im Bett, und Wärme (Wärmflasche) lindern die Krämpfe. Kränkungen, Ärger und Zorn oder auch der Wechsel der Jahreszeiten können die Beschwerden auslösen.

Dosierung: Treten die Krämpfe bei jeder Menstruation auf, dann vom 14. bis zum 28. Zyklustag zweimal täglich 5 Globuli Colocynthis D12. Bei Akutbeschwerden Colocynthis D6 anfangs stündlich 5 Globuli, bei Besserung reduzieren auf drei- bis viermal täglich eine Gabe

Bei schmerzhafter Regelblutung

Belladonna D6 (Tollkirsche)

Leidet die Frau an intensiven pulsierenden Regelschmerzen, die plötzlich auftreten, verschwinden und in Intervallen wiederkehren, ist Belladonna angezeigt. Im Unterleib scheint alles nach unten zu drängen. Die Blutung ist hellrot, reichlich und übel riechend; oft kommt sie zu früh.

Belladonna: *„Während der Blutung pocht der Schmerz ganz stark im Unterleib."*

Dosierung: drei- bis viermal täglich 5 Globuli, bei Besserung reduzieren

Magnesium phosphoricum D6 (Magnesiumphosphat)

Magnesium phosphoricum hat einen engen Bezug zu Nerven und glatter Muskulatur und hat sich bewährt bei Krämpfen. Periodenschmerzen sind stark und krampfartig, oft rechtsseitig, können aber auch den gesamten Unterbauch ausfüllen. Sie bessern sich durch Zusammenkrümmen, Wärme, Reiben und Massieren des Bauchs.

Dosierung: Bei den ersten Anzeichen der Regelschmerzen anfangs stündlich 5 Globuli, bei Besserung reduzieren auf dreimal täglich eine Gabe

Veratrum album:
„Während der Blutung bekomme ich immer wieder akute Kreislaufprobleme bis hin zur Ohnmacht."

Veratrum album D6 (Weißer Germer)

Dieses Mittel wird vor allem bei akuter Kreislaufschwäche eingesetzt, zum Beispiel infolge von starkem Durchfall und Erbrechen während der Periode. Die Frau leidet an starken Unterbauchschmerzen, ist blass und kaltschweißig. Akute Kreislaufprobleme können zur Ohnmacht führen. Mitunter kommen wässriger Durchfall, Übelkeit und Erbrechen hinzu.

Dosierung: Bei drohender Ohnmacht dreimal jede Viertelstunde 5 Globuli, danach dreimal täglich eine Gabe

Probleme in Wochenbett und Stillzeit

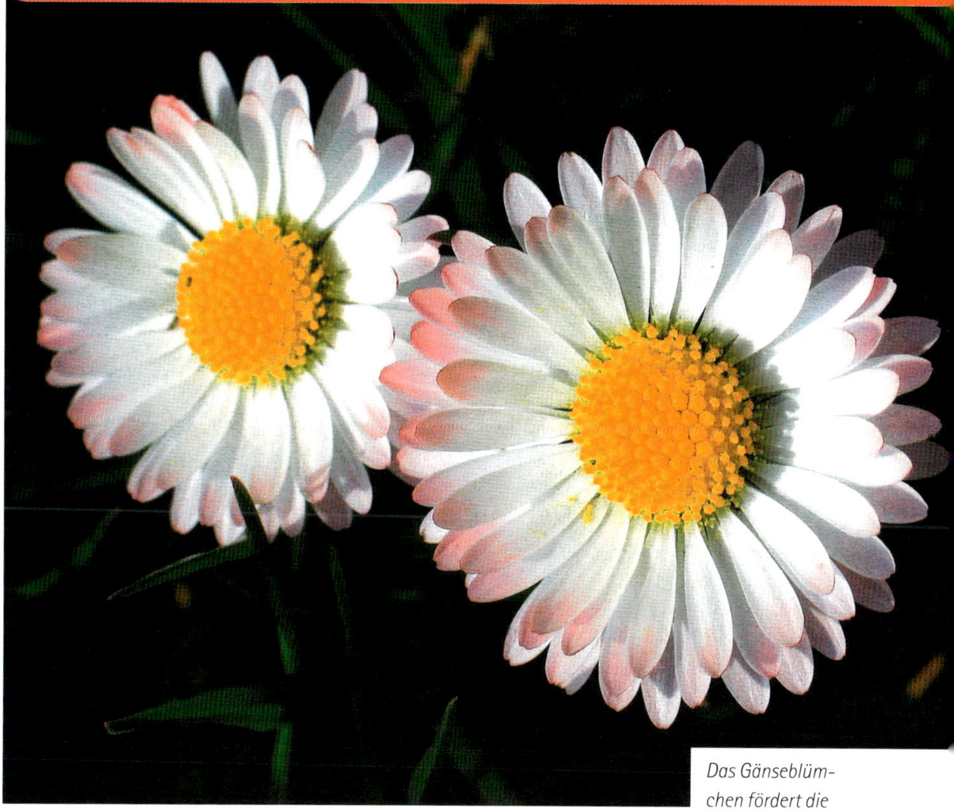

Das Gänseblümchen fördert die Wundheilung nach der Entbindung.

Für jede Frau beginnt nach der Entbindung eine besondere Zeit, die viel Freude, aber auch manche Belastung mit sich bringt. Nach der langen Vorfreude auf das Baby muss sie die Strapazen der Geburt und oft auch Verletzungen der Geburtswege verkraften und sich seelisch und körperlich auf die neue Situation einstellen. Der Hormonhaushalt stellt sich um, denn schließlich soll die Milch für den Säugling fließen. Doch mitunter sind die Brüste und Brustwarzen der Belastung durch den hungrigen Säugling nicht so recht gewachsen. Keine einfache Zeit für die Frau, die sich häufig sehr erschöpft fühlt.

Sprechen Sie mit Ihrem Arzt und der Hebamme, wenn Sie sich homöopathisch behandeln wollen. Vielfach können Sie – je nach Beschwerden – Homöopathika begleitend zu Hausmitteln einsetzen. Drei Fragen führen Sie zum richtigen Mittel:

1. Wo und welche Beschwerden haben Sie, zum Beispiel Schmerzen nach einem Dammschnitt oder wunde Brustwarzen?
2. Wie fühlen Sie sich, zum Beispiel wie ausgelaugt?
3. Was war der Auslöser Ihrer Beschwerden, zum Beispiel der hohe Blutverlust bei der Geburt?

Allgemeine Erschöpfung

China D6 (Chinarinde)

Die Chinarinde ist eine wertvolle „Erholungsarznei" nach schweren Krankheiten und starkem Verlust von Körpersäften. So auch nach einer anstrengenden Geburt mit hohem Blutverlust, wenn die Frau sich völlig erschöpft, schlapp, kraftlos und wie ausgelaugt fühlt. Beim Aufstehen wird ihr schwindelig. Der Appetit lässt zu wünschen übrig. Die Frau ist reizbar und reagiert überempfindlich auf äußere Reize wie Berührung, Geräusche und Gerüche.

Dosierung: dreimal täglich 5 Globuli

Zur besseren Wundheilung

Bellis perennis D6 (Gänseblümchen)

Ein sehr wichtiges Mittel für die Frau nach der Geburt ist Bellis, das häufig als „Arnica der Geburtshilfe" bezeichnet wird. Bellis hat sich bewährt bei starken Wundschmerzen in der Gebärmutter und fördert die Wundheilung nach der Entbindung. Die Frau fühlt sich innerlich wund und wie zerquetscht. Kälte macht alles noch schlimmer, während Wärme gut tut. Bellis fördert die Heilung der Geburtswege und die Rückbildung der Gebärmutter, mildert Blutergüsse und normalisiert den Wochenfluss.

Dosierung: dreimal täglich 5 Globuli

Calendula D6 (Ringelblume)

Bei offenen Wunden, nach Schürf-, Riss- und Schnittwunden hat sich Calendula bewährt. Ist der Damm zwischen Scheide und After während der Entbindung eingerissen oder wurde er aufgeschnitten, leiden viele Frauen an starken Schmerzen, vor allem beim Sitzen, Gehen oder auf der Toilette. Calendula fördert die Bildung von neuem Gewebe und lässt die Naht schneller verheilen. Das Mittel hilft auch bei wunden Brustwarzen.

Dosierung: dreimal täglich 5 Globuli

→ **Tipp:** *Es gibt Calendula auch als Salbe oder Gel sowie als Flüssigkeit für Umschläge und Sitzbäder.*

Schmerzhafte Brüste und Brustwarzen

Lac caninum: „Meine Brüste sind stark geschwollen; sogar das Anlegen des Still-BHs tut mir weh."

Lac caninum D12 (Milch der Hündin)

Manchmal sind die Brüste so schmerzhaft und geschwollen, dass jede Berührung und Bewegung schmerzt. Auch das Anlegen des Säuglings ist qualvoll. Kälte und Rückwärtsbeugen können die Beschwerden mildern.

Dosierung: zweimal täglich 5 Globuli

Phytolacca D12 (Kermesbeere)

Bei Milchstau können sich die Brüste knotig verhärten und anschwellen. Das Stillen ist sehr schmerzhaft, und die Schmerzen können in den ganzen Körper ausstrahlen. An den Brustwarzen bilden sich kleine Risse und Geschwüre. Phytolacca kann Knoten lösen, den Milchfluss anregen und die Entzündung dämpfen.

Dosierung: zweimal täglich 5 Globuli

➜ **Tipp:** *In der Potenz D1 wird Phytolacca zum Abstillen eingesetzt; die Frau nimmt drei- bis viermal täglich 5 Globuli.*

Acidum nitricum D6 (Salpetersäure)

Bei schmerzhaften Einrissen und starkem Wundsein der Brustwarzen hilft Acidum nitricum. Die Einrisse können so tief sein, dass sie bluten. Oft hat die Frau wegen der Schmerzen Angst davor, das Baby anzulegen. Auch an anderen Körperstellen, wo Haut und Schleimhaut ineinander übergehen, kann es zu entzündlichen Veränderungen kommen, zum Beispiel Einrisse an den Mundwinkeln, am After oder der Scheide. Die Frau beschreibt die Schmerzen als stechend und splitterartig. Urin und Wochenfluss sind oft scharf und übel riechend.

Dosierung: dreimal täglich 5 Globuli

Wichtige Mittel fürs Baby

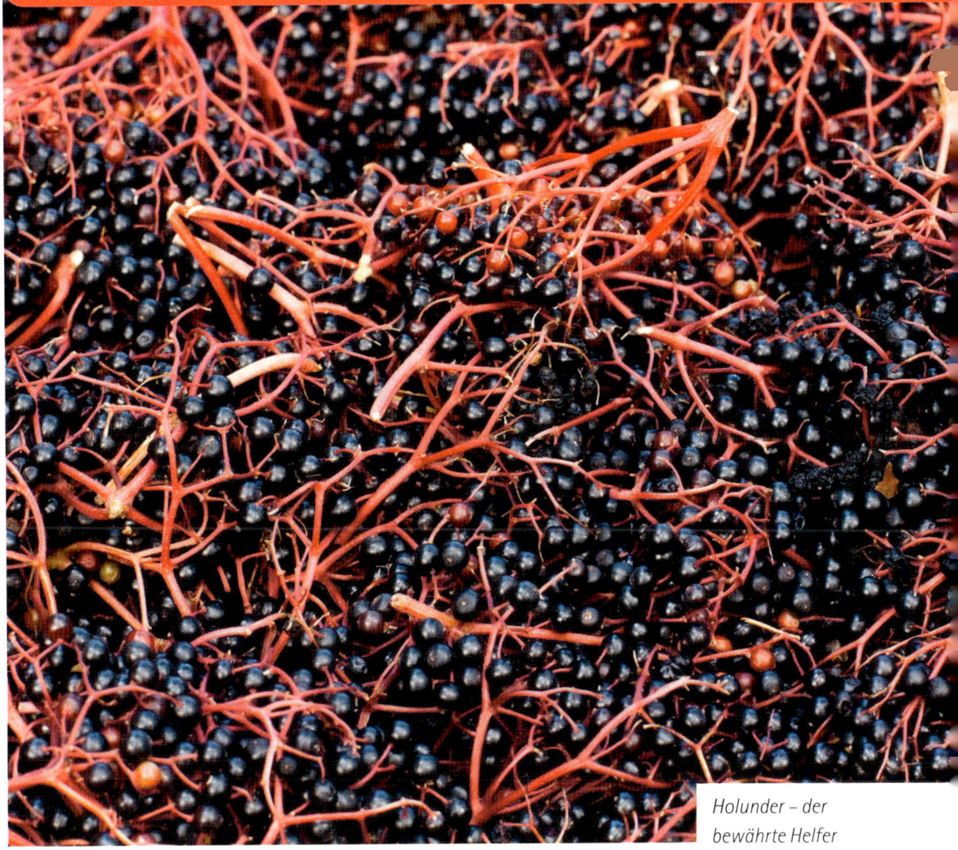

Holunder – der bewährte Helfer bei fest sitzendem Säuglingsschnupfen und verstopfter Babynase

In seinen ersten Lebensmonaten strömt viel Neues auf den kleinen Menschen ein. Der Schlaf-Wach-Rhythmus muss sich einpendeln, Magen und Darm müssen die Verdauung leisten, und die Haut gewöhnt sich an die neue Umgebung. Das Immunsystem setzt sich mit vielen Krankheitskeimen auseinander. Schließlich muss das Baby lernen, alleine zu sein und ohne die ständige mütterliche Wärme und Bewegung, die es neun Monate umgeben haben, zu leben. Das ist viel auf einmal und klappt nicht immer problemlos. Davon können alle Eltern „ein Lied singen".

Da ein Baby ein empfindliches kleines Wesen ist, müssen Sie unbedingt immer zum Kinderarzt gehen, wenn es stärkere, anhaltende oder Ihnen unbekannte Beschwerden entwickelt. Bei leichten Gesundheitsstörungen hilft die Homöopathie. Sprechen Sie aber vorher mit Ihrem Arzt und Ihrem Apotheker, wenn Sie homöopathische Mittel einsetzen wollen. Hier sind einige wenige Mittel aufgeführt, die sich bei Problemen im Säuglingsalter gut bewährt haben. Bitte lesen Sie auch in den anderen Kapiteln, zum Beispiel zu Magen-Darm-Problemen, Erkrankungen im Mund oder Erkältungen, nach, wenn Sie hier nicht das passende Mittel finden. Drei Fragen führen Sie zum richtigen Mittel:

1. Welche Beschwerden hat Ihr Kind, zum Beispiel Durchfall bei der Zahnung oder Schnupfen?
2. Wie fühlt es sich, ist es zum Beispiel quengelig und zornig?
3. Was verbessert oder verschlechtert sein Befinden?

Blähungskoliken

Colocynthis D6 (Koloquinthe)

Nabelkoliken und die typischen Dreimonatskoliken belasten Baby und Eltern gleichermaßen. Das Baby leidet an kolik- oder krampfartigen Leibschmerzen mit Blähungen, Aufstoßen, Abgang von Winden und wässrigen Durchfällen. Typisch: Es krümmt sich vor Schmerzen und zieht die Beinchen fest an den Körper heran. Es ist unruhig und ärgerlich und schreit viel. Wärme und leichter Druck auf den Bauch (Bauchlage) tun ihm gut, aber Nahrungsaufnahme verschlechtert die Schmerzen.

Dosierung: anfangs stündlich 1 Globulus, dann reduzieren auf dreimal täglich eine Gabe

Lycopodium D12 (Bärlapp)

Wenn das Baby immer wieder Blähungskoliken bekommt, die vor allem nachmittags und am frühen Abend einsetzen, und viel schreit, sollten die Eltern an Lycopodium denken. Typisch ist, dass es zwar Hunger hat und trinkt, aber schon nach wenigen Schlucken müde und satt ist. Die Mutter muss immer wieder nachstillen. Der kleine Bauch ist aufgebläht, das Kind muss aufstoßen oder es gehen Winde ab. Wärme und enges Wickeln machen alles noch schlimmer, während Herumtragen wohltuend ist.

Dosierung: zweimal täglich 1 Globulus

Zahnungsbeschwerden

Chamomilla D12 (Kamille)

Chamomilla ist ein hervorragendes Mittel in der Kinderheilkunde, auch bei Beschwerden bei der Zahnung, wenn das Baby darauf wütend reagiert. Es leidet an heftigen Schmerzen, oft begleitet von Blähungskoliken und grün-schleimigem Durchfall („Zahnungsdurchfall"). Die Durchfälle können den Po wund machen. Die Haut ist gerötet und entzündet, das Baby ist unleidig und schreit viel. Manchmal sind die Ohren mitbeteiligt. Eine Wange ist rot, die andere weiß. Typisch: Chamomilla hilft Kindern, die auf ihre Beschwerden zornig und quengelig reagieren, unruhig und einfach unleidlich sind. Mutter und Vater können ihnen nichts recht machen. Herumtragen hilft oft nur kurzzeitig. Nachts empfinden sie die Beschwerden am stärksten und rauben den Eltern den Schlaf durch ihre Schreiattacken.

Chamomilla: „Wenn ein Zähnchen herauskommen will, wird mein Baby so reizbar und unleidig. Der Schmerz macht es richtig zornig."

Dosierung: zwei- bis dreimal täglich 1 Globulus, bei Besserung reduzieren

Belladonna D6 (Tollkirsche)

Leidet das Kind beim Zahnen an pulsierenden anfallsartigen Schmerzattacken und Fieber, ist Belladonna angezeigt. Das Zahnfleisch ist hochrot geschwollen und sehr berührungsempfindlich. Auch das kleine Gesicht ist rot und heiß. Die Füßchen sind oft kalt.

Dosierung: dreimal täglich 1 Globulus

Ferrum phosphoricum D6 (Eisenphosphat)

Wenn das Baby beim Zahnen eher unspezifische Beschwerden und nur mäßig erhöhte Körpertemperatur hat, hilft Ferrum phosphoricum. Oft kündigt sich ein grippaler Infekt mit Schnupfen, Kopf- und Ohrenschmerzen an.

Dosierung: dreimal täglich 1 Globulus

Säuglingsschnupfen

Sambucus: „Mein Baby kann gar nicht mehr richtig trinken, weil es dabei keine Luft mehr bekommt."

Sambucus nigra D3 (Schwarzer Holunder)

Ein wichtiges Mittel für Säuglinge: Sambucus hilft bei zähem, fest sitzenden Schnupfen, wenn die kleine Nase so verstopft ist, dass das Kind kaum noch Luft bekommt. Es muss das Stillen immer wieder unterbrechen, um Luft zu holen. Nachts und in Ruhe wird es noch schlimmer, eventuell wacht es sogar auf, weil es keine Luft mehr bekommt.

Dosierung: dreimal täglich 1 Globulus

Mundsoor

Borax D4 (Natrium tetraboracicum)

Wenn das Baby weißliche Beläge im Mund bekommt, kann es sich um eine Pilzinfektion handeln. Der sogenannte Mundsoor kann so schmerzhaft sein, dass er das Kind beim Trinken beeinträchtigt. Unbedingt zum Kinderarzt gehen! In Absprache mit dem Arzt können Sie Ihr Kind ergänzend homöopathisch behandeln. Typisch für das Mittel: Das Kind wird unruhig und ängstlich bei allen Abwärtsbewegungen, also auch wenn die Eltern es vom Arm nehmen und ins Bett legen wollen.

Dosierung: dreimal täglich 1 Globulus

Verletzungen, Sportverletzungen, Muskelkater, Wunden

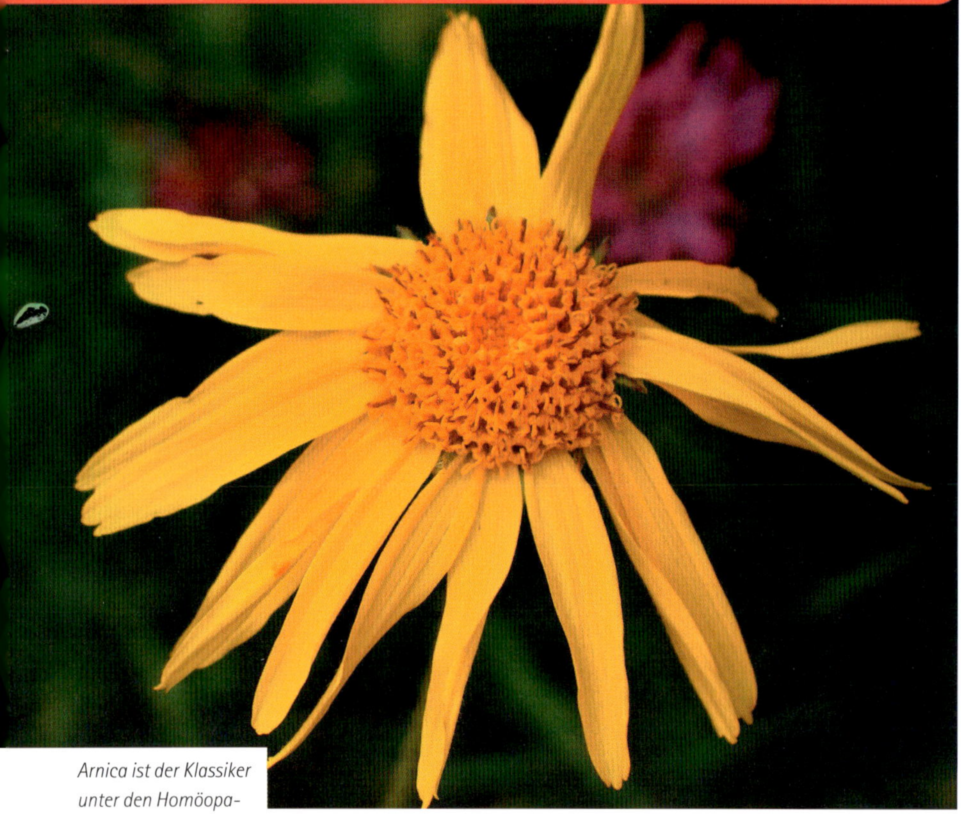

Arnica ist der Klassiker unter den Homöopathika bei Verletzungen im Gewebe, Wunden, Wundschmerz und Muskelkater.

In einer Familie mit Kindern sind kleinere Verletzungen an der Tagesordnung. Oberflächliche Hautwunden, zum Beispiel durch einen Sturz oder Schnitt, und leichtere Gewebeverletzungen wie Prellungen und Blutergüsse, die zum Beispiel beim hitzigen Fußballspiel entstanden sind, können Sie selbst behandeln. Muskelkater ist zwar keine Krankheit, aber mitunter recht schmerzhaft. Die Zeit bis zur Heilung lässt sich homöopathisch erleichtern. Wenn der Zahnarzt einen Zahn gezogen oder eine Wurzelbehandlung gemacht hat, helfen Homöopathika gegen den Wundschmerz.

Bei größeren, stark blutenden oder verschmutzten Wunden, Tierbissen, Wunden mit Fremdkörper oder Verdacht auf innere Verletzungen müssen Sie sofort einen Arzt aufsuchen. Wichtig: Achten Sie auf den Impfschutz gegen Tetanus! Drei Fragen führen Sie zum richtigen Mittel:

1. Welche Beschwerden haben Sie oder Ihr Kind, zum Beispiel eine Prellung oder Muskelkater?
2. Was war der Auslöser, zum Beispiel Sturz oder Überanstrengung?
3. Wie fühlen Sie sich?

Arnica D6 (Bergwohlverleih)

Arnica gilt als die große Wundheilpflanze! Die homöopathische Arznei hat sich sehr bewährt bei allen oberflächlichen offenen Wunden mit Gefäß- und Gewebeschäden, aber auch bei „stumpfen" Verletzungen wie Prellungen, Zerrungen und Quetschungen, die zum Beispiel beim Sport, bei Arbeiten im Haushalt und Garten oder beim Basteln und Heimwerken leicht passieren können. Auch bei Blutergüssen nach einem Stoß, Schlag oder Fall sowie bei Nasenbluten nach einem Schlag auf die Nase hilft das Mittel. Ebenso unterstützt es die Wundheilung nach Operationen. Typisch: Jede Bewegung schmerzt heftig; der Betroffene fühlt sich wund und „wie zerschlagen" und reagiert sehr empfindlich auf Berührung und Erschütterung. Ein feuchter Umschlag lindert seine Pein.

Auch bei Muskelkater nach körperlicher Überanstrengung, zum Beispiel beim Bergsteigen, hilft Arnica. Der ganze Körper schmerzt und ist überempfindlich.

Dosierung: bei akuten Beschwerden halbstündlich 5 (Kinder: 3) Globuli, bei Besserung dreimal täglich eine Gabe
Bei Muskelkater und nach Operationen: dreimal täglich 5 Globuli

Hypericum: „Ich wollte einen Nagel in die Wand schlagen und habe mir mit dem Hammer auf den Daumen gehauen; der ist jetzt blau und tut furchtbar weh."

Hypericum D12 (Johanniskraut)

Hypericum hat einen ausgeprägten Bezug zum Nervengewebe. Daher ist es eine bewährte Arznei bei allen Verletzungen von nervenreichem Gewebe. Typisch ist ein einschießender scharfer Schmerz, der die betroffene Nervenbahn entlang zieht. Wer sich zum Beispiel einen Finger oder Zeh in der Türe gequetscht, sich mit dem Brotmesser geschnitten oder einen Splitter unter den Fingernagel eingezogen hat, kann die Schmerzen mit Hypericum erleichtern.

Dies gilt auch, wenn man aufs Steißbein oder die Wirbelsäule gefallen ist. Nach einer Behandlung beim Zahnarzt ist nervenreiches Gewebe im Mund verletzt. Auch bei sogenannten neuralgischen Schmerzen, zum Beispiel nach einem Bandscheibenvorfall oder einer Gehirnerschütterung, hilft Hypericum – nach der Untersuchung beim Arzt.

Bewährt ist das Mittel zudem, wenn Narben, vor allem in nervenreichem Gewebe, schmerzen. Zusätzlich kann man die Narbe mit Johanniskrautöl (Rotöl) einreiben.

Dosierung: dreimal täglich 5 Globuli

➜ **Tipp:** *Nach einer schmerzhaften Zahn- und Wurzelbehandlung sowie in den ersten Tagen nach einer Operation Arnica und Hypericum im Wechsel einnehmen; auch vorbeugend vor einer geplanten Zahnbehandlung*

Rhus toxicodendron D12 (Giftsumach)

Bei Rücken- und Gelenkschmerzen, die infolge von Überanstrengung und Überlastung oder nach Unterkühlung oder Durchnässung auftreten, hilft Rhus toxicodendron. Im Alltag ist es sehr geeignet bei Sportverletzungen wie Prellung, Verrenkung und Zerrung und bei Muskelkater, die als Folge von Kälte, Nässe oder

Überlastung eintreten. Wichtig: Die Schmerzen sind aus der Bewegung heraus entstanden. Der Mensch fühlt sich steif und lahm, vor allem morgens und nach Bettruhe. Der ganze Körper fühlt sich an wie verrenkt und gezerrt. Kälte und Ruhe tun gar nicht gut, aber bei leichter Bewegung und in der Wärme bessern sich die Beschwerden.

Dosierung: zweimal täglich 5 Globuli, auch im Wechsel mit Arnica D6

Rhus toxicodendron: „Beim Umzug und Kistenschleppen habe ich mich wohl verhoben. Der Nieselregen hat mir dann den Rest gegeben, und jetzt tut der ganze Rücken so weh."

Ruta D6 (Weinraute)

Durch Überlastung einzelner Gelenke, vor allem des Handgelenks, entstehen Sehnen- und Bänderreizungen und Schmerzen. Der Volksmund spricht von Tennisellenbogen oder Golferelle. Musiker überlasten mitunter die Handgelenke. Auch eine Reizung der Achillessehne kann durch Überbeanspruchung entstehen. Ruta wirkt auf die verletzte oder sehr schmerzhafte Knochenhaut ein. Sehnen und Bänder schmerzen, der ganze Körper fühlt sich lahm, wund und wie geprellt an. Bei feuchtem Wetter und in der Kälte wird alles noch schlimmer.

Ruta: „Beim Turnen habe ich mich überanstrengt, jetzt schmerzt das Handgelenk sehr stark."

Auch die Augen leiden unter zu viel einseitiger Arbeit. Wer viel am Computer arbeitet, beansprucht sowohl die Handgelenke als auch die Augen stark. Ebenso kann Lesen oder Nähen die Augen ermüden, die sich dann rot und heiß anfühlen.

Dosierung: dreimal täglich 5 Globuli

➜ **Tipp:** *Werden die Schmerzen im Handgelenk bei leichter steter Bewegung besser, kann man Ruta D6 mit Rhus toxicodendron D12 kombinieren.*

Staphisagria D6 (Stephanskraut)

Bei allen glatten Stich- und Schnittverletzungen, auch nach Operationen, zum Beispiel einem Kaiser- oder Dammschnitt, oder bei Wunden durch Glasscherben hilft Staphisagria. Der Patient leidet an starken stechenden Schmerzen, wie „Messerstiche". Das Mittel hilft auch, wenn die Harnblase infolge eines Katheters oder nach zu viel Sex gereizt ist. Staphisagria ist ein wichtiges Mittel, wenn körperliche Beschwerden die Folge von (sexueller) Demütigung, Beleidigung, Kummer und Zorn sind; also dann, wenn sich der Mensch im wahrsten Sinn des Wortes „geschnitten" und als Opfer fühlt.

Dosierung: dreimal täglich 5 Globuli

Calendula D6 (Ringelblume)

Bei Riss- und Schürfwunden unterstützt Calendula die Wundheilung, da es die Bildung von neuem Gewebe fördert. Gut bewährt hat es sich bei Verletzungen während der Entbindung oder bei einem Dammschnitt. Auch bei schlecht heilenden und eiternden Wunden hilft das Mittel.

Dosierung: dreimal täglich 5 Globuli

➜ **Tipp:** *Calendula hat sich auch als Umschlag oder Salbe bewährt.*

Sonnenbrand und andere „Sommer-Probleme"

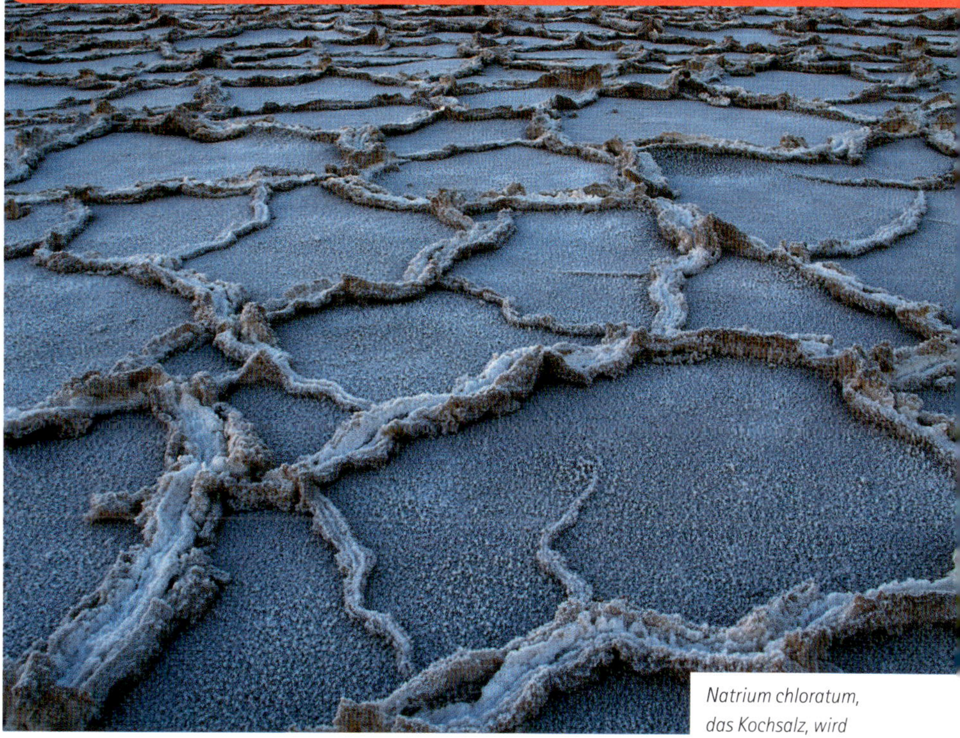

Natrium chloratum, das Kochsalz, wird unter anderem aus Meerwasser gewonnen. Homöopathisch hilft es bei einigen Schäden durch Sonne.

Die meisten jungen Menschen lieben die Sommerzeit, wenn Freizeit und Urlaub in südlichen Ländern locken. Die Kinder wollen so oft wie möglich im Freien oder am Strand spielen, die Erwachsenen möglichst schnell braun werden. Nicht nur am Meer, sondern auch an Badeseen und im Gebirge kann man sich schnell einen Sonnenbrand holen. Schützen Sie Ihr Kind unbedingt mit Sonnenhut und Hemdchen, und lassen Sie es am besten nur im Schatten spielen (Sonnenschirm!).

Ein Sonnenbrand ist eine Verbrennung! Bei tieferen oder ausgedehnten Sonnenbränden oder wenn Kleinkinder betroffen sind, müssen Sie unbedingt zum Arzt gehen. Insbesondere, wenn

Übelkeit oder Erbrechen hinzukommen. Bei Sonnenstich den Notarzt rufen!

Als weitere Sommer-Probleme werden in diesem Kapitel „Mallorca-Akne", Sommergrippe und Insektenstiche besprochen. Da Sommer-Probleme meist akut auftreten, sollte man die homöopathischen Mittel am besten in der Reisetasche dabei haben. Drei Fragen führen Sie zum richtigen Mittel:

1. Welche Beschwerden haben Sie, zum Beispiel Sonnenbrand oder Blasen an den Füßen nach ausgiebiger Wanderung?
2. Was war der Auslöser, zum Beispiel zu viel Sonne am Meer?
3. Wie fühlen Sie sich?

Sonnenbrand

Belladonna D6 und D12 (Tollkirsche)

Bei Sonnenbrand durch intensive Sonneneinstrahlung, zum Beispiel am Meer oder beim Skifahren, und leichteren Verbrennungen hilft Belladonna. Die Haut ist schmerzhaft gerötet („rot wie eine Tomate") und brennt, der Schmerz klopft und pocht. Das Gesicht ist rot und schweißig; auch Kopfschmerzen fühlen sich pochend und pulsierend an. Bei drohendem Sonnenstich hilft Belladonna, die Zeit zu überbrücken, bis der Notarzt kommt.

Wer Sonne erfahrungsgemäß schlecht verträgt, kann das Mittel als Kur einnehmen.

Dosierung: akut alle Viertelstunde 5 Globuli Belladonna D6, bei Besserung dreimal täglich
Als Kur: drei Wochen lang dreimal täglich Belladonna D12, dann eine Woche Pause; wiederholen

Cantharis D6 (Spanische Fliege)

Cantharis ist ein sehr bewährtes Mittel, wenn die Haut infolge einer Verbrennung (Bügeleisen) oder eines Sonnenbrands heftig brennt und Blasen zieht. Auch Wanderer schätzen das Mittel, wenn sie sich bei langen Touren Blasen an den Füßen gelaufen haben.

Cantharis: „Ich gehe demnächst auf den Jakobsweg und möchte ein Mittel gegen Blasen an den Füßen mitnehmen."

Dosierung: akut alle Viertelstunde 5 Globuli, bei Besserung dreimal täglich

Natrium chloratum D12 (Natriumchlorid, Kochsalz)

Natrium chloratum ist ein Klassiker für alle Frauen, die an „Mallorca-Akne" leiden. Trotz eines Sonnenschutzmittels mit hohem Lichtschutzfaktor bildet sich ein Ausschlag auf der Haut. Intensive Sonne und Meeresluft lösen Bläschen, Papeln oder trockene Hautausschläge aus. Häufig kündigen sich dann noch Lippenbläschen (Lippenherpes) an. Ebenso können diese Beschwerden nach dem Verzehr von Meeresfrüchten auftreten.

Natrium chloratum: „Ich habe mich wirklich gut mit Sonnenschutzmittel eingecremt, bevor ich an den Strand gegangen bin, aber jetzt habe ich lauter Bläschen am Dekolleté."

Das Mittel hilft auch, wenn Sonne schon nach kurzer Zeit Kopfschmerzen auslöst. Typisch ist, dass die Person die Sonne mit den Jahren immer schlechter verträgt.

Dosierung: drei Tage vor Reiseantritt mit zweimal täglich fünf Globuli beginnen und während des Urlaubs weiter einnehmen

Sommergrippe

Gelsemium:
„Mich hat eine Sommergrippe erwischt, der Kopf tut mir weh und fühle mich richtig schlapp."

Gelsemium D6 (Gelber Jasmin)

Ein grippaler Infekt bei schwül-warmem Wetter und nach Wetterwechsel von kühl zu heiß wird meist als „Sommergrippe" bezeichnet. Der Betroffene fühlt sich schlapp, müde, sehr erschöpft und benommen. Am liebsten möchte er in Ruhe gelassen werden. Oft hat er eine „Kopfgrippe" mit Schmerzen, die vom Nacken nach vorne über die Augen ziehen, und Sehstörungen. Gelsemium hilft auch Personen, die bei Fön oder schwülem Wetter Kopfschmerzen bekommen und sich sehr erschöpft fühlen.

Dosierung: anfangs stündlich 5 Globuli, bei Besserung reduzieren auf dreimal täglich

Insektenstiche

Ledum D6 (Sumpfporst)

Sommer ist Mückenstich-Zeit. Bei allen punktförmigen Verletzungen, sei es durch Insekten- oder Nadelstiche oder andere scharfe Objekte, hilft Ledum. Die betroffene Stelle ist auffallend kalt, aber Kälte lindert die Schmerzen. So sind Eintauchen in kaltes Wasser oder kalte Umschläge angenehm, während Wärme nicht vertragen wird. Achtung: Bei Tierbissen immer sofort zum Arzt gehen!

Dosierung: akut alle Viertelstunde 5 (Kinder: 3) Globuli, bei Besserung reduzieren

Apis D6 (Honigbiene)

Dieses Mittel eignet sich als Soforthilfe bei Bienen- und Wespenstichen, wenn die Haut blass-rot anschwillt und heiß wird. Der Gestochene empfindet heftige brennende Schmerzen und reagiert sehr empfindlich auf Berührung. Kühlende Umschläge tun ihm gut. Achtung: Bei Stichen ins Gesicht oder den Hals den Notarzt rufen!

Dosierung: akut alle Viertelstunde 5 (Kinder: 3) Globuli; Besserung sollte rasch eintreten, dann reduzieren

Hausapotheke für die junge Familie – Starterpaket mit 12 Mitteln

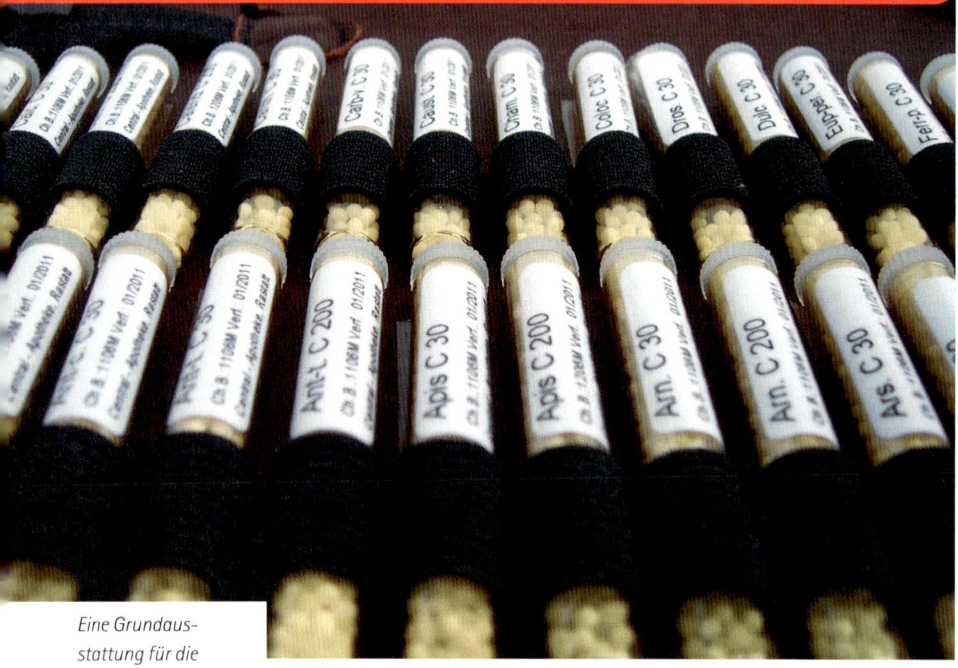

Eine Grundausstattung für die homöopathische Hausapotheke umfasst 12 Mittel.

Aconitum D6: plötzliches hohes Fieber ohne Schweiß, Schüttelfrost mit Durst, Ohrenschmerzen nach Zugluft

Allium cepa D6: Fließschnupfen

Apis D6: Bienenstich, Sonnenbrand mit blassrot geschwollener Haut, Halsschmerzen (blassroter geschwollener Rachen)

Arnica D6: stumpfe Verletzungen, Bluterguss, nach Zahnbehandlung

Belladonna D6: fiebrige Erkältung, hohes Fieber mit starkem Schwitzen, pochende Kopf- oder Halsschmerzen, Menstruationsschmerzen, Sonnenbrand

Calendula D6: wunder Babypo, Riss- und Schürfwunden, Verletzungen bei der Entbindung, Dammschnitt

Chamomilla D6: Zahnungsbeschwerden bei Kindern, schier unerträgliche Schmerzen mit großer Unruhe, Wut und Unleidigkeit

Drosera D6: trockener krampfartiger Husten, auch mit Brechreiz

Ferrum phosphoricum D6: grippaler Infekt mit allmählich steigendem Fieber, Ohrenschmerzen

Nux vomica D12: Magen-Darm-Beschwerden durch Stress und Genussgifte, Gereiztheit, Jet-lag, Alkoholkater

Phytolacca D6: Halsschmerzen mit tiefrotem Rachen, in die Ohren ausstrahlend

Pulsatilla D6: Schnupfen mit gelblich-grünem Sekret, Magenschmerzen und Durchfall nach Durcheinanderessen (Kinderparty), akuter Harnwegsinfekt

Fünf bewährte Helfer auf Reisen

Arnica D6: Wundheilmittel für Verletzungen aller Art, Bluterguss, Muskelkater

Cocculus D6: Reiseübelkeit mit Schwindel und schwallartigem Erbrechen

Natrium chloratum D12: Lippenherpes und „Mallorca-Akne" bei Aufenthalt am Meer oder im Hochgebirge, bei intensiver Sonneneinstrahlung

Okoubaka D3: Magen-Darm-Probleme wie Übelkeit, Erbrechen und Durchfall durch Klima- und Kostumstellung

Veratrum album D6: akute Kreislaufschwäche mit Neigung zur Ohnmacht

Verzeichnis der Arzneimittel

Stichwortverzeichnis